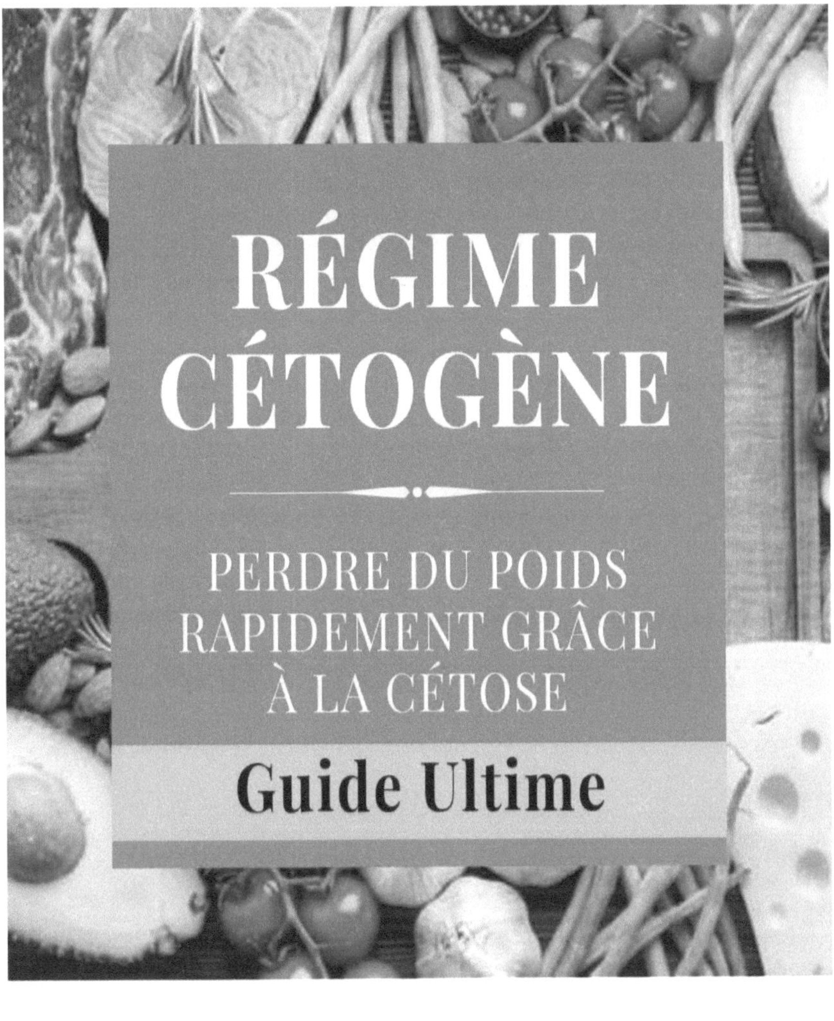

RÉGIME CÉTOGÈNE

PERDRE DU POIDS
RAPIDEMENT GRÂCE
À LA CÉTOSE

Guide Ultime

©Joseph Rabie, 2021

Tous droits réservés.

Mise à jour Juillet 2021

ISBN : 9781699623718

Dépôt légal juillet 2021

Table des matières :

Introduction

La formule bien connue consistant à simplement manger moins et faire plus d'exercice pour perdre du poids est dépassée, fausse et intenable. Ce que vous mangez est important et le régime cétogène est l'un des agents de perte de poids où il est le plus visible. La tendance à suivre un régime strictement pauvre en glucides se poursuit. Mais comment fonctionne un régime cétogène, que se passe-t-il dans le corps et quels sont ses avantages et ses inconvénients ?

Le régime cétogène, également appelé Céto ou Keto , est un régime pauvre en glucides avec un apport modéré en protéines et un apport plus élevé en graisses qui peut vous aider à brûler les graisses plus efficacement. De nombreuses personnes utilisent la cétose pour traiter l'épilepsie, le diabète et même le cancer Le régime favorise la perte de poids et améliore la santé et les performances, ce qui a été démontré dans plus de 50 études. C'est pourquoi le régime est recommandé par un nombre croissant de médecins et de professionnels de santé.

Des études montrent que le KETO peut entraîner une perte de poids et une amélioration des marqueurs de santé. Mieux encore, vous n'avez généralement pas besoin de compter les calories ou d'utiliser des produits spécialisés. Tout ce que vous avez à faire est de manger de la vraie nourriture avec des aliments naturels qui vous donnent un régime complet, nutritif et rassasiant. C'est un régime où la consommation de glucides est limitée, principalement les aliments sucrés, les pâtes et le pain. Au lieu de manger des glucides, vous mangez des aliments naturels tels que des protéines naturelles, des graisses et des légumes. Voilà pourquoi Le KETO est particulièrement efficaces pour réduire l'excès de graisse corporelle, réduire la faim et améliorer le diabète de type 2 et le syndrome métabolique. Les adeptes de ce régime se sentent plus saturés tout au long de la journée et ont un niveau d'énergie plus élevé, à la fois physiquement et mentalement, ce qui entraîne:

- Moins de fringales

- Faible apport calorique

- Plus de maîtrise de soi

- Plus d'activité physique

Ces avantages contribuent tous à la perte de poids.

Le régime cétogène nécessite une surveillance et un ajustement précis et minutieux pour que cela fonctionne. Vous avez besoin d'un équilibre entre les bons macronutriments, des objectifs réalistes et un suivi pour vous aider à atteindre vos objectifs de perte de poids. Dans le guide suivant, vous apprendrez à suivre un régime cétogène à base d'aliments naturels, et démarrez facilement avec l'aide de nos guides visuels, recettes, menus hebdomadaires et notre populaire défi KETO de deux semaines . C'est tout ce dont vous avez besoin pour réussir en Cétose.

Après avoir lu ce guide détaillé sur la perte de poids avec le régime cétogène, vous aurez toutes les informations dont vous avez besoin pour commencer le régime cétogène et perdre du poids avec succès, à long terme et en bonne santé.

Avec un régime cétogène, vous réduisez votre apport en glucides tout en maintenant un apport modéré en protéines et éventuellement en augmentant votre apport en matières grasses. La réduction de l'apport en glucides met votre corps dans un état métabolique appelé cétose, où les graisses, stockées dans le corps et provenant de votre alimentation, sont utilisées comme carburant.

La cétose est une condition dans laquelle votre corps repose principalement sur les corps cétoniques pour l'énergie, et non sur les glucides et le sucre. Cela semble compliqué, mais c'est facile. Atteindre l'état de cétose peut avoir un certain nombre d'effets positifs sur votre perte de poids et votre énergie. Votre corps a deux sources principales d'énergie: les graisses et les glucides (glucose). Un régime cétogène est conçu pour aider votre corps à brûler plus de graisse en énergie que le glucose. Les cétones (ou corps cétoniques) sont produites par votre foie lorsque votre corps décompose les graisses. Et le niveau élevé de corps cétoniques dans votre sang vous met dans un état métabolique appelé cétose.

Comment fonctionne le régime cétogène? En principe, un régime cétogène est assez simple:

- Mangez très peu de glucides et de sucre

- Manger beaucoup de graisses saines

- Manger une quantité modérée de protéines

En d'autres termes, ne consommez que des aliments à faible indice glycémique. Les aliments à faible indice glycémique ne feront pas augmenter autant votre glycémie. Plus précisément, en combinant votre alimentation à partir d'aliments cétogènes et d'aliments à faible indice glycémique, vous forcez votre corps à compter sur les graisses comme source d'énergie, et pas seulement sur les glucides et le sucre. Et une fois que votre corps a changé, vous gagnez en "souplesse métabolique", ce qui permet à votre corps de retrouver la capacité de se procurer de l'énergie à partir de sources multiples. "Le résultat est plus d'énergie, plus de clarté mentale et une perte de poids."

Le régime cétogène est utilisé depuis très longtemps. Il a été développé à l'origine pour traiter l'épilepsie chez les enfants. De nos jours, en raison de ses nombreux avantages pour le corps et le cerveau, le régime cétogène n'est pas seulement apprécié par le biohacking et les auto-optimiseurs. Beaucoup de gens bénéficient d'un régime strict sans glucides.

Avantages du régime cétogène :

Il existe de nombreuses études sur la nutrition cétogène aujourd'hui. Parmi les découvertes les plus révolutionnaires figurent les effets positifs d'un régime cétogène sur le cancer et les maladies neurologiques. Bien qu'un régime cétogène ait des effets bénéfiques sur de nombreuses maladies et problèmes de santé, la plupart des gens suivent un régime céto en raison de leur diabète, de leur perte de poids ou de leurs performances mentales.

Les avantages les plus courants d'un régime cétogène:

- **Moins de faim:** la plupart des régimes sont conçus pour compter les calories, limiter la taille des repas ou simplement dissiper votre volonté. Mais tout cela peut être difficile à maintenir pour un régime alimentaire à long terme. Parce qu'un régime cétogène modifie la façon dont votre corps tire son énergie, vous aurez moins faim et vous mangerez automatiquement moins.

- **Perte de poids:** Avec un régime cétogène, il est beaucoup plus facile de perdre du poids et de perdre de la graisse corporelle. Un régime cétogène réduit automatiquement votre faim. Cependant, vous devez être préparé (les aliments cétogènes de cette liste vous aideront) car, selon certaines études, la plupart des gens échouent car ils ne peuvent pas maintenir leur régime alimentaire .

- **Taux de glycémie optimal :** Cet avantage devrait être évident. Si votre taux de sucre dans le sang est élevé ou si vous êtes diabétique, réduire immédiatement la quantité de sucre dans votre sang en supprimant presque tout le sucre de votre régime est un avantage évident et rapide (6).

- **Bon pour le cholestérol élevé et les triglycérides:** Beaucoup de médecins pensaient à l'origine qu'un régime riche en graisses pourrait augmenter le cholestérol et les triglycérides. Le contraire est vrai, cependant. La plupart des gens voient une réduction significative des LDL et des triglycérides dans un régime cétogène (7).

- **Aide en cas de troubles neurologiques:** le régime cétogène était initialement utilisé pour traiter l'épilepsie - un trouble neurologique. Cependant, en plus de l'épilepsie, certains médecins et chercheurs utilisent un régime de céto pour traiter efficacement d'autres affections neurologiques, notamment la maladie d'Alzheimer (8).

- **Aider avec certaines formes de cancer:** De nombreux chercheurs travaillent actuellement sur l'utilisation d'un régime cétogène comme traitement «complémentaire» contre le cancer. Et pour certains types de cancer - en particulier les tumeurs cérébrales - les régimes stricts avec des aliments ne contenant pas de glucides seront très bénéfiques s'ils sont utilisés avec d'autres traitements traditionnels (9).

- **Autres avantages possibles:** d'autres études sont nécessaires pour démontrer les autres avantages possibles d'un régime cétogène, mais des milliers d'utilisateurs ont démontré ces avantages au fil des années, comme l'acné, le SOPK, les maladies respiratoires et autres (10).).

*

Distribution recommandée des macronutriments.

La quantité exacte de matières grasses, de glucides et de protéines (également appelée macronutriments ou "macros") que vous devez manger pour contracter la cétose varie d'une personne à l'autre. Mais pour vous aider à démarrer en keto, voici quelques conseils et recommandations.

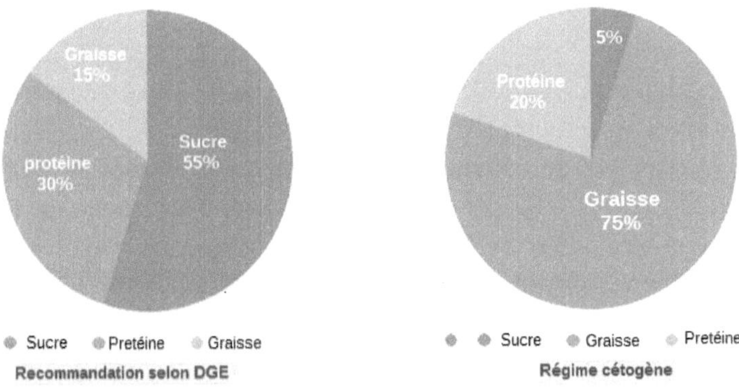

N'oubliez pas que la plupart de vos calories doivent provenir d'aliments sains et riches en matières grasses et que très peu de calories devraient provenir de glucides.

Quantité de glucides pour la cétose.

Un apport quotidien en glucides de moins de 20-25 grammes par jour est nécessaire si vous souhaitez contracter la cétose.

La "quantité nette de glucides" est la quantité totale de glucides moins le contenu en fibres. Étant donné que la majeure partie de la fibre n'est pas digérée et convertie en sucre, vous devez la retirer.

Si vous êtes un athlète ou faites régulièrement de la musculation, vous pourrez peut-être incorporer plus de glucides dans votre alimentation. Personnellement, je fais du sport tous les jours et je peux prendre jusqu'à 70 à 80 g de glucides alors que je suis encore cétose. Assurez-vous de consommer ces glucides à partir de sources de glucides de haute qualité, tels que des légumes supplémentaires ou des glucides à chaînes multiples.

4 choses à garder à l'esprit.

Un régime cétogène est assez facile et pour la plupart des gens, les premiers résultats sont assez rapides. Mais il y a quelques points à garder à l'esprit lorsque vous suivez un régime avec des aliments cétogènes. Suivez ces conseils pour devenir rapidement cétose et tirer le meilleur parti de votre régime alimentaire faible en glucides. Ces conseils vous aident également à éviter la soi-disant « grippe céto « – les symptômes de la cétose et le manque d'énergie que certaines personnes ressentent pendant les 3 à 5 premiers jours d'un régime céto. Dans cet esprit, voici la liste complète des aliments cétogènes.

Faible teneur en glucides n'a rien à voir avec la cétose.

La différence entre un régime faible en glucides et un régime cétogène est que le régime cétogène cible l'état de cétose. Dans d'autres régimes faibles en glucides, réduire l'apport en glucides ne suffit pas à forcer votre métabolisme à produire et à brûler des cétones comme carburant. Il existe plusieurs approches en matière de nutrition cétogène et certains types de régimes céto ont un peu plus de latitude en ce qui concerne l'apport en glucides et en protéines.

Régime cétogène comparé à Low Carb et Paleo.

Le régime cétogène a été qualifié de "forme extrême de régime à faible teneur en glucides" et est souvent comparé à d'autres régimes comme Paleo. Quelles sont les similitudes et les différences entre Keto, Low Carb et Paleo ? Eh bien, les trois régimes sont axés sur les aliments entiers. N'importe lequel de ces régimes peut être utilisé pour atteindre les objectifs de poids et de santé souhaités, mais les principales différences concernent les macronutriments et, bien sûr, la cétose .

Régime cétogène vs. Faible teneur en glucides :

Le régime Low Carb (également appelé régime Atkins, officiellement appelé approche nutritionnelle Atkins) a été mis au point par le cardiologue Dr. Robert Atkins a été lancé en tant qu'outil de perte de poids basé sur l'idée de "manger correctement, pas moins". Les similitudes: le régime cétogène et le régime Atkins réduisent l'apport en glucides et en sucres tout en intégrant davantage d'aliments non transformés, frais et sains dans votre régime. Le résultat est une cétose, une perte de poids, une meilleure concentration et une énergie physique provenant du carburant constant des cétones. La différence: Le régime Atkins Low-Carb comprend quatre phases. Les phases d'initiation et d'égalisation (phases 1 et 2) ressemblent le plus au régime cétogène.

- **La phase 1** (phase d'introduction) implique la consommation de glucides très faibles avec 20-25 grammes de glucides nets par jour. Après la phase d'induction, augmentez lentement votre consommation de glucides jusqu'à ce que vous trouviez la quantité qui vous conviendra, sans générer de gain de poids supplémentaire.

- **La phase 2** (phase de réduction) contient de 25 à 50 grammes de glucides nets par jour.

- **La phase 3** (régime d'entretien) contient de 50 à 80 grammes de glucides nets par jour.

- **La phase 4** (régime permanent) contient de 80 à 100 grammes de glucides nets par jour.

En revanche, dans le régime cétogène, les macros de glucides, de protéines et de lipides sont constamment conservées afin d'induire et de maintenir un état de cétose.

Les avantages d'Atkins:

- Il peut être plus facile de suivre un régime cétogène strict, en particulier pour les personnes qui ont du mal à renoncer totalement aux glucides.

- Idéal pour les débutants qui souhaitent faire l'expérience de la cétose et de tous les avantages de la phase initiale, car ils expérimentent différentes variables et maintiennent ensuite la cétose s'ils le souhaitent.

Régime cétogène vs. Paleo

Le régime Paleo - également appelé nutrition de l'âge de pierre - est basé sur la consommation des aliments disponibles pour nos ancêtres à l'époque des chasseurs-cueilleurs et des débuts de l'agriculture, il y a environ 10 000 ans. Dans ce régime de Paleo, tous les produits alimentaires transformés et finis sont interdits. Cela signifie qu'il n'y a pas d'aliments à base de sucre ou de farine, car la production de sucre et de blé de mouture n'était pas inventée à cette époque. Tout ce que vous pouvez chasser, attraper, ramasser ou creuser est permis à Paléo, comme la viande, les fruits de mer, les fruits, les noix et les légumes .

- **Les similitudes:** Le régime cétogène et le régime paléo sont riches en légumes non féculents. Les deux limitent également le sucre, les céréales et les légumineuses et recommandent des protéines et des graisses animales de haute qualité.

- **Les différences:** Tant que votre côlon n'a pas de problème à digérer les produits riches en matières grasses, le régime cétogène avec des produits laitiers naturels, tels que le fromage, le beurre et le ghee est complet. Inversement, Paleo évite tout ce qui peut affecter l'intestin, tel que les produits laitiers.

En comparaison avec la très faible consommation de glucides dans le régime cétogène, Paleo **ne** limite **pas** les légumes féculents et les fruits sucrés, ce qui rend impossible la cétose.

Les avantages de Paleo:

- Peut-être idéal pour les amateurs de fitness qui pratiquent des exercices quotidiens de haute intensité.

- Bon pour les végétariens et les végétaliens.

Conclusion provisoire pour perdre du poids avec Céto.

Afin de perdre du poids avec le régime cétogène, le régime cétogène a un objectif spécifique: inciter l'état de cétose **à brûler les graisses au lieu des glucides** . Les autres régimes ont leurs propres avantages pour la santé et contribuent tous à la perte de poids, bien que **seul le régime cétogène vous conduise à l'état de cétose et le maintienne en permanence** . Ces régimes sont axés sur la nutrition avec des aliments complets sains et liés à la nature. Même sans la poursuite rigoureuse associée au régime cétogène, vous devez toujours faire attention à la quantité de nourriture que vous consommez dans ces régimes pour profiter des avantages de la perte de poids. Le régime cétogène est déjà considéré comme un «régime extrêmement pauvre en glucides», car les glucides sont encore plus limités que dans un régime normal contenant peu de glucides. Si vous souhaitez tirer profit de la cétose, vous pouvez ajuster les régimes à faible teneur en glucides et en paléo pour provoquer un état cétogène. Il suffit de remplacer le pain et les légumes-racines féculents par plus d'huile, de viandes grasses, de poisson et de noix à faible teneur en glucides.

Qu'est-ce que la cétose?

Le régime cétogène vous met dans un état de cétose. La cétose est un état métabolique dans lequel le corps utilise la graisse et non le glucose provenant d'hydrates de carbone (Glucides) comme source d'énergie principale . Pour obtenir une cétose, vous devez arrêter les glucides et le sucre dans votre corps." Cela épuise le glucose stocké - également appelé glycogène - et diminue les taux de sucre dans le sang et d'insuline. Votre corps commence à chercher une source alternative de carburant (graisse), le libère et le brûle pour produire de l'énergie. En réduisant le glucose et en augmentant le métabolisme des graisses, la cétose présente de nombreux avantages - la perte de poids rapide en est un. De nombreuses personnes utilisent la cétose pour traiter l'épilepsie, le diabète et même le cancer. Lorsque votre corps brûle les graisses, il produit ce que l'on appelle des cétones. Sans cétones, vous n'êtes pas en cétose. Par conséquent, le régime cétogène a pour seul objectif de soutenir et de promouvoir la production de cétone.

Que sont les cétones?

Les cétones sont le carburant de votre métabolisme qui se développe lorsque le corps passe en mode de combustion des graisses. Le glucose et les cétones sont les seules sources d'énergie que le cerveau peut utiliser. Considérez les cétones comme la puissance auxiliaire de votre corps, qui agit comme source d'énergie lorsqu'il n'y a pas de glucose. Avant l'avènement de l'agriculture, lorsque nos ancêtres étaient chasseurs et cueilleurs, les gens jeûnaient régulièrement. Quand la nourriture était rare, ils n'avaient littéralement pas d'autre choix que d'attendre un meilleur moment avec plus de nourriture. Ils consommaient très peu de glucides et de protéines et leur corps était donc accidentellement alimenté par des cétones. La conversion de la graisse corporelle stockée en énergie est fermement ancrée dans notre survie et en tant que partie naturelle de l'existence humaine. Votre corps brûle les graisses pour produire des cétones et les utilise comme source d'énergie lorsque les réserves de glucose sont faibles ou épuisées.

Votre corps produit et utilise automatiquement des cétones :

- Pendant le jeûne, quand aucun aliment n'est fourni.

- Après un entraînement plus long (lorsque les réserves de glucose ont été épuisées).

- Si vous vous nourrissez de manière cétogène (sans glucides).

La lipase (une enzyme responsable de la perte de graisse) libère ensuite les triglycérides (graisses) stockés. Ces acides gras sont transportés vers le foie et votre foie transforme les acides gras libérés en cétones.

Il existe trois types de corps cétoniques:

- **Acétoacétate:** l'acétoacétate est d'abord produit lors de la dégradation des acides gras à chaîne longue et moyenne afin de produire de l'énergie.

- **Acétone:** l'acétoacétate est également produit en tant que sous-produit de l'acétoacétate. Ces deux corps cétoniques sont excrétés par l'urine ou l'haleine lorsqu'ils ne sont pas utilisés. Par conséquent, les bandelettes de test d'urine et l'analyse de la respiration sont des méthodes prometteuses pour déterminer si vous êtes ou non en cétose.

- **Bêta-Hydroxybutyrate (BHB):** À proprement parler, il ne s'agit pas d'un véritable corps cétonique, mais d'une molécule. Son rôle essentiel dans le régime cétogène en fait un corps cétonique important. BHB est synthétisé par votre foie à partir d'acétoacétate. BHB est important car il peut se déplacer librement dans votre corps, dans le sang, à travers un tissu que d'autres molécules ne peuvent pas. Il entre dans la mitochondrie et est converti en ATP (adénosine triphosphate), la devise énergétique de vos cellules. BHB = ATP = énergie!

Maintenant que vous savez ce que sont les cétones et comment fonctionne la cétose, vous voudrez probablement savoir pourquoi vous devriez envisager un régime cétogène - le régime qui vous mettra dans l'état de la cétose et qui vous aidera à perdre du poids.

Les avantages de la cétose :

Les avantages du régime cétogène résultent de la combustion de la graisse en énergie et de l'abaissement du glucose et de l'insuline dans le sang. Ils comprennent:

- Brûler les graisses stockées

- Clarté mentale et capacité cognitive accrue

- Amélioration de l'énergie physique

- Aucun sentiment de Fringale parce que vous avez moins faim.

- Taux de sucre dans le sang constant, avec un apport faible ou nul en glucides raffinés

- Améliorer l'apparence de la peau chez les personnes souffrant d'acné.

- Amélioration des taux de triglycérides et de cholestérol.

- Régulation hormonale : Les femmes sous cétose rapportent moins de symptômes prémenstruel SPM.

Outre les avantages thérapeutiques des cétones, de nombreuses personnes tombent amoureuses de la céto parce qu'elles se sentent mieux mentalement et physiquement.

La perte de poids avec le régime cétogène.

Le régime cétogène est très efficace pour la perte de poids. Ceci est prouvé non seulement par des rapports, mais également par des études scientifiques. Il est l'un des meilleurs moyens de perdre du poids rapidement en raison de la réduction spectaculaire de l'apport en glucides qui oblige votre corps à brûler les graisses au lieu des glucides pour obtenir de l'énergie. Les résultats varient d'une personne à l'autre en raison de divers facteurs tels que la résistance à l'insuline et la composition corporelle individuelle. Certains rapportent des symptômes de grippe Cétose alors que d'autres ne le remarquent pas. Néanmoins, le régime cétogène a toujours entraîné une réduction du poids et de la graisse corporelle dans diverses situations. Une étude contrôlée randomisée menée en 2017 a examiné les effets de la nutrition cétogène en combinaison avec un entraînement crossfit sur la composition corporelle. Les résultats de cette étude ont conclu que les sujets ayant un régime cétogène à faible teneur en glucides diminuaient de manière significative en poids corporel, en graisse corporelle et en graisse par rapport au groupe témoin.

Sujets suivants le régime cétogène:

- **En moyenne, ils ont perdu 3,45 kilogrammes** par rapport à ceux du groupe témoin qui n'avaient pas perdu de poids.

- **En moyenne, 2,6% ont perdu de la graisse corporelle**, tandis que ceux du groupe témoin n'ont pas perdu de graisse corporelle.

- **En moyenne, 2,83 kilogrammes de graisse** (la partie du corps constituée exclusivement de graisse) ont été perdus par rapport au groupe témoin n'ayant perdu aucune graisse.

- La masse corporelle maigre (poids corporel moins **graisse de stockage**) pourrait être maintenue dans les mêmes proportions que dans le groupe témoin.

- Amélioration de leurs performances crossfit dans la même mesure que dans le groupe de contrôle.

En 2004, une étude a été réalisée dans laquelle les **effets à long terme d'un régime cétogène** chez des patients obèses ont été observés et les résultats suivants ont été trouvés :

- L'indice de poids et de masse corporelle des patients a considérablement diminué.

- Le taux de cholestérol total a chuté de la semaine 1 à la semaine 24.

- Le taux de cholestérol HDL (le bon cholestérol) est considérablement augmenté.

- Le taux de cholestérol LDL (le mauvais cholestérol) a considérablement diminué après le régime cétogène.

- La teneur en triglycérides (matières grasses) a diminué de manière significative après 24 semaines.

- Le taux de sucre dans le sang a chuté de manière significative.

Une autre étude réalisée en 2012, comparant les **effets d'un régime cétogène** à un régime hypocalorique (apport calorique inférieur à la consommation réelle) chez des enfants et des adolescents obèses, a révélé que :

- Les enfants qui suivent un régime cétogène réduisent considérablement leur poids corporel, leur masse grasse, leur tour de taille et leur taux d'insuline.

- Les enfants du groupe régime cétogène ont considérablement réduit davantage le marqueur de résistance à l'insuline appelé évaluation de modèle homéostatique - résistance à l'insuline (HOMA-IR) que ceux pratiquant un régime hypocalorique.

- Un marqueur important de sensibilité à l'insuline et de maladie cardiovasculaire - appelé adiponectine de haut poids moléculaire (HMW) - était significativement élevé dans le groupe régime cétogène, mais pas dans le groupe régime hypocalorique.

En outre, une étude de 2008 a été menée pour étudier les effets d'un régime cétogène à faible teneur en glucides par rapport à un régime à faible indice glycémique chez les diabétiques de type 2. Les résultats de cette étude ont permis de conclure qu'après le régime cétogène, les participants avaient obtenu de bien **meilleurs résultats en termes de perte de poids**, d'hémoglobine A1c et de cholestérol HDL (lipoprotéines de haute densité) par rapport au groupe de régime à faible indice glycémique.

Ceux qui ont suivi un régime cétogène :

- Ils ont Perdu en moyenne 11,1 kilogrammes par rapport à ceux qui suivent le régime à faible indice glycémique, qui a perdu en moyenne 6,9 kilogrammes.

- Réduction de leurs taux d'hba1c de 1,5% par rapport au groupe de régime à faible indice glycémique, ce qui n'a réduit leur taux d'hba1c que de 0,5%.

- Augmentation de leurs taux de cholestérol HDL de 5,6 mg / dl en moyenne par rapport à ceux du groupe à faible indice glycémique qui n'entraînait aucune augmentation du cholestérol HDL.

- Les médicaments pour le diabète ont été réduits ou éliminés chez 95,2% des participants du groupe régime cétogène, par rapport à seulement 62% des participants du groupe à faible indice glycémique.

En résumé, le régime cétogène a un effet positif sur la perte de poids car il est basé sur un apport élevé en graisses, en protéines et en glucides.

Mais Manger gras est dangereux ?

Un mythe nutritionnel commun est que la graisse est quelque chose de mauvais. Mais prendre beaucoup de **graisse saine** est bon pour la **santé** . Parmi d'autres avantages scientifiquement prouvés, les graisses saturées, telles que les triglycérides à chaîne moyenne (MCT), pénètrent directement dans le foie pour être utilisées comme source d'énergie. Le régime cétogène, riche en bonnes graisses, conduit à un **état métabolique adaptable** à la **graisse** . L'adaptation de la graisse se produit lorsque le corps devient plus efficace pour brûler les graisses en énergie. Plus vous maintenez un état adaptatif à la graisse, plus vous produisez de cétones. L'objectif d'un régime cétogène est d'obtenir des taux élevés de cétones pour que vous puissiez profiter de tous les bienfaits de la cétose pour la santé. **Un régime cétogène riche en matières grasses permet également de ne pas consommer de protéines:** votre corps continue de brûler des graisses et de ne pas se tourner vers les protéines en tant que source d'énergie. En conséquence, vous ne perdrez aucune masse musculaire.

Combien de protéines devrais-je manger?

Les protéines sont également extrêmement importantes dans le régime cétogène. Idéalement, vous devriez consommer **0,4 grammes de protéines par kilo de masse maigre**. Cela empêche la dégradation musculaire.

Comment calculer votre masse maigre:

- Calculez d'abord votre pourcentage de graisse corporelle

- Soustrayez votre pourcentage de graisse corporelle de 100%. Ceci est votre masse maigre en pourcentage

Craignez-vous que 0,4 gramme par kilo de masse maigre soit trop de protéines ? La vérité est que, avec un régime cétogène, vous pouvez manger beaucoup plus de protéines que les 10-15% habituels des calories totales sans être éjecté de la cétose. Une trop grande quantité de protéines n'augmente pas le taux de sucre dans le sang et ne diminue pas le taux de cétone. C'est juste un mythe.

Supplément nutritionnel important pendant la cétose.

Commencer un régime cétogène changera la façon dont votre corps utilise (et perd) certains minéraux. Si ces minéraux ne sont pas remplacés, des symptômes de "céto-grippe" peuvent apparaître, tels que maux de tête, constipation, spasmes musculaires et fatigue. Vous trouverez ci-dessous les principaux suppléments et suppléments pour vous aider dans votre objectif de régime cétogène et de perte de poids :

- ❖ **Huile de poisson** : l'huile de poisson est une excellente source d'acides gras oméga-3 et un agent anti-inflammatoire naturel. Il est recommandé de consommer environ 3000-5000 mg d'huile de poisson par jour avec une teneur élevée en EPA / DHA. L'huile de krill antarctique est une source tout aussi qualitative. Assurez-vous que la source que vous choisissez a la cote cinq étoiles IFOS et est approuvée par le FOS.

- ❖ **Huile MCT** : l'huile de MCT est une forme unique de graisse alimentaire rapidement absorbée par le corps et offrant de nombreux avantages pour la santé. La supplémentation en huile MCT peut aider à lutter contre la fatigue, à supprimer l'appétit, à améliorer la thermogenèse (également appelée «combustion des graisses») et à aider votre corps à s'adapter à l'utilisation de cétones comme carburant., Une étude scientifique récente a montré que les MCT peuvent effectivement réduire le poids, la graisse corporelle totale, le tour de hanche, le tour de taille, le tissu adipeux sous-cutané et le tissu adipeux viscéral.

- ❖ **La Poudre verte :** l'apport de quantités suffisantes de vitamines est extrêmement important pour favoriser une perte de poids saine et le bien-être général. L'ingestion d'une multivitaminée contenant des ingrédients synthétiques s'est révélée inefficace et représente un gaspillage d'argent total. Manger une poudre verte de haute qualité à base d'aliments entiers authentiques et nutritifs, riches en vitamines, en minéraux, en antioxydants, en fibres et en phytonutriments constitue un bien meilleur moyen de maximiser la santé et la longévité.

- ❖ **Les Probiotiques :** La santé du côlon revêt une importance primordiale pour quiconque souhaite perdre du poids et améliorer sa santé en général. Il n'est pas rare que ceux qui adoptent un régime cétogène modifient la production de bactéries dans leur gros intestin (bien que ce ne soit pas nécessairement une mauvaise chose, mais un simple changement. Pour soutenir ce changement et augmenter le nombre de bactéries saines dans votre intestin, essayez de consommer des aliments plus fermentés tels que la choucroute, le kimchi ou le kéfir et / ou complétez-les avec un probiotique de haute qualité.

- ❖ **Vitamine D :** On estime que plus de 50% des personnes dans le monde entier un manque de vitamine D ont. Bien que la vitamine D ne joue pas un rôle majeur dans la cétose, elle est responsable de la régulation du système immunitaire, de l'inflammation, des hormones et de l'absorption d'électrolytes, autant de facteurs importants pour la perte de poids et la santé en général. De plus, des études confirment le bénéfice direct de la vitamine D sur la perte de poids. Vous pouvez vérifier votre niveau de vitamine D avec un simple test sanguin, puis le compléter en conséquence. Certains aliments contiennent de la vitamine D, mais un complément alimentaire est fortement recommandé pour répondre à vos besoins quotidiens. Choisissez le supplément pour un supplément de **vitamine D3**, car c'est la forme la mieux absorbée par votre corps.

❖ **L-glutamine :** La L-Glutamine est un acide aminé qui remplit de nombreuses fonctions dans votre corps, notamment son action en tant qu'antioxydant puissant. Les recherches montrent que la L-glutamine peut aider à stabiliser la glycémie et a été recommandée pour réduire les fringales de sucre. Une supplémentation en L-Glutamine (environ 1 cuillère à thé de poudre ou une dose de 500 mg) peut aider à réduire les fringales de glucides / sucre et à favoriser la perte de poids cétogène.

❖ **Le Collagène :** Le collagène est un type de protéine qui supprime l'appétit et procure plus de satiété par rapport à d'autres protéines telles que le lactosérum, la caséine ou la protéine de soja. Le collagène aide à maintenir la masse musculaire et réduit même l'apparence de la cellulite, car il améliore l'élasticité et l'épaisseur de la peau .

Manipulation des plateaux en perte de poids

Les Kétoriens sont satisfaits des progrès rapides en matière de perte de poids qu'ils constatent avec le régime cétogène. Il y a souvent une perte de poids spectaculaire lorsque vous perdez tous vos glucides et votre poids en eau. Puis, à un moment donné, le plateau arrive: votre perte de poids ralentit ou semble même s'arrêter lorsque vous commencez à perdre de la graisse réelle. Vous ne pouvez pas le casser, peu importe vos efforts.

Quelques points importants:

- **0,4 à 1 kg par semaine est une perte de poids saine.** Vous pouvez être plus lent, mais vous perdez encore du poids. De temps en temps, une semaine pour perdre du poids, c'est complètement bien.

- **Les plateaux ne sont pas sans raison.** Résolvez les causes et les problèmes de votre plateau de perte de poids afin de perdre du poids à nouveau.

Les Causes de pourquoi vous ne perdez pas de poids avec céto ?

Si vous arrêtez de perdre du poids, vérifiez l'une des raisons suivantes et apportez les modifications nécessaires à votre régime cétogène.

- ✔ Mangez-vous trop de glucides?

- ✔ Avez-vous oublié les glucides cachés?

- ✔ Mangez-vous trop de protéines?

- ✔ Êtes-vous cétose? Testez-vous votre niveau de cétone régulièrement?

- ✔ Mangez-vous trop de calories?

- ✔ Mangez-vous des aliments céto de haute qualité?

- ✔ Mangez-vous des aliments frais et sains? Tout ce qui est emballé peut être plein de glucides cachés et d'autres ingrédients artificiels.

- ✔ Mangez-vous trop de noix? Toutes les noix ne sont pas égales, et certaines personnes pourraient vous jeter de la cétose et dépasser vos besoins caloriques quotidiens.

- ✔ Manger vite et trop? Le jeûne intermittent est un excellent outil pour briser les plateaux lors de la perte de poids.

- ✔ Vous rapprochez-vous de votre poids cible? Le déficit en énergie nécessaire à la perte de graisse diminue à mesure que votre poids diminue. Vous continuerez à perdre, mais cela ralentira.

- ✔ Dormez-vous suffisamment?

- ✔ Contrôlez-vous votre stress?

- ✔ Votre équilibre hormonal est-il d'accord? Les maladies surrénaliennes ou thyroïdiennes peuvent affecter la perte de poids. Enregistrez la frustration et consultez votre médecin pour traiter la cause sous-jacente.

Pendant le régime cétogène, il est important que vous documentiez vos succès. Vous devriez pouvoir répondre aux questions de dépannage ci-dessus en toute confiance. Sinon, cela signifie que vous ne suivez pas votre régime correctement.

Ajustements pour entrer rapidement en cétose.

Les résultats d'un régime cétogène sont très individuels: certaines personnes contractent rapidement la cétose, d'autres pas. Pour induire la cétose ou passer d'une cétose faible à moyenne, essayez les conseils suivants:

- **Utilisez de l'huile de coco dans votre alimentation:** l'huile de coco contient de 50% à 60% de MCT (triglycérides à chaîne moyenne) et contient de l'acide laurique, qui stimule et soutient la production de cétone [*]. Inclure de l'huile de noix de coco dans votre alimentation quotidienne peut augmenter la production de cétone par votre corps.

- **Augmentez votre consommation de graisse:** Assurez- vous de prendre la bonne quantité de graisse que vous avez calculée ci-dessus pour votre perte de poids. Choisissez des graisses naturelles de haute qualité d'origine végétale et animale. Avocats, œufs, beurre ou ghee, chocolat noir, huile d'olive. Consommer au moins 60% des calories provenant des lipides augmente la production de cétone.

- **Faites un jeûne intermittent:** le jeûne entre 8 et 23 heures augmente la synthèse de graisse et la production de cétone de votre corps.

- **Réduisez considérablement votre consommation de glucides:** Mangez le moins de glucides possible pour vider vos réserves de glycogène. Chaque personne a besoin d'une restriction en glucides différente pour induire la cétose. Votre consommation maximale de glucides par jour peut être inférieure à ce que vous pensiez. Par exemple, certains atteignent 20 g de glucides nets par jour en cétose, tandis que d'autres peuvent atteindre ou maintenir un cétose à 40 g.

- **Augmentez votre activité physique:** c'est peut-être le meilleur moyen d'épuiser vos réserves de glycogène, d'augmenter votre production de cétone et de vous rendre rapidement au stade de la cétose.

Remarque: Cela peut prendre quelques semaines à votre corps pour s'habituer à l'utilisation des cétones comme source d'énergie. Pendant ce temps, il est normal de limiter au minimum les exercices et l'entraînement. Pendant la phase de conversion, certains symptômes de la grippe céto peuvent survenir, notamment le manque d'énergie, les maux de tête et la fatigue.

Le régime cétogène n'est pas un "régime amaigrissant"

Le régime cétogène conduit à un état de cétose, un état métabolique mesurable, qui peut être un bon moyen de perdre du poids et de perdre du poids en brûlant des graisses . Parce que cela affecte votre métabolisme, vos résultats seront individuels, que ce soit une perte de poids plus rapide ou plus lente ou pas. Le régime cétogène est un régime visant à traiter les maladies et à promouvoir la santé en général - la perte de poids n'est qu'un bonus. Mais l'amélioration de la santé associée à un régime cétogène dépend toujours de votre discipline dans la mise en œuvre de ce régime.

N'abandonnez pas si la perte de poids semble trop lente pour vous. Vérifiez régulièrement vos niveaux de cétone et documentez vos macros et vos résultats. Tenez-vous en à votre nouveau régime cétogène et votre santé s'améliorera. C'est un grand progrès!

Et au fait, vous allez aussi perdre du poids avec succès.

Tester et suivre les résultats

Vous n'entrez pas dans l'état de cétose si votre corps **ne** produit **pas suffisamment de cétones**. Il est important de tester les niveaux de cétones pour pouvoir personnaliser vos macros ou essayer le jeûne intermittent. Si vous suivez un régime cétogène, la seule façon de voir vos progrès est de vérifier régulièrement vos cétones. Le maintien du niveau de cétone est nécessaire pour entrer dans la cétose et lorsque vous voyez que votre corps produit des cétones pour la première fois, ces connaissances vous encouragent à continuer de suivre votre régime cétogène.

Comment puis-je savoir quand je suis en cétose ?

Si vous ne possédez pas de Cétostix ni de glucomètre, les symptômes suivants peuvent indiquer votre progression ou votre état de la cétose. Vous devez toujours utiliser des méthodes de mesure plus précises pour mesurer vos cétones, mais les signes suivants peuvent vous montrer que vous êtes au moins sur la bonne voie :

- **Soif accrue :** Dans le régime cétogène, votre corps utilise un excès de glycogène et augmente la quantité d'urine. Vous perdez également la capacité de stockage de l'eau qui est déterminée par les glucides. Compensez cela en buvant plus d'eau et en donnant à votre corps les électrolytes nécessaires.

- **Clarté mentale et esprit:** Votre cerveau consomme en permanence une quantité considérable d'énergie. Pour les glucides, les fluctuations des niveaux d'insuline peuvent entraîner des fluctuations d'énergie. En cas de cétose, votre cerveau utilisera une source de carburant plus consistante: les cétones provenant de vos réserves de graisse ou de vos aliments, ce qui améliorera la productivité et les performances mentales.

- **Moins de faim et de fringales:** lorsque votre corps s'habitue à utiliser des cétones, vous commencez à utiliser les graisses pour les décomposer en cétones utilisées comme énergie. Parce que votre corps a un apport d'énergie constant, vous aurez moins de faim et de fringales que ce n'était le cas lorsque votre énergie dépendait de votre apport en glucides.

- **Plus d'énergie:** 90 à 120 minutes après avoir consommé des glucides, votre niveau d'énergie baisse à nouveau. L'énergie tirée de la mitochondrie dans vos cellules diminue rapidement, de sorte que votre énergie diminue et que votre fatigue se propage. Lorsque vous êtes en cétose, votre corps peut utiliser la graisse stockée comme source d'énergie, source d'énergie illimitée. Cela empêche tout type de perte d'énergie.

Types de régime cétogène :

Le régime cétogène "traditionnel" est couramment appelé régime cétogène standard (en anglais Standard ketogenic diet (SKD)). Ce régime a été développé à l'origine pour les enfants épileptiques et il était possible de soulager les symptômes et l'inconfort de manière significative par un régime sans glucides. La version SKD du régime cétogène vous oblige généralement à consommer moins de 20 à 30 grammes de glucides par jour. Vous consommiez. Vous devez également faire très attention à la quantité de protéines que vous consommez afin que votre apport calorique ne dépasse pas 12-15% des calories. C'est un type de régime cétogène très populaire et si vous souhaitez utiliser le régime à des fins thérapeutiques, il s'agit de la meilleure stratégie nutritionnelle pour votre santé. Vous pouvez mesurer votre cétose, par exemple avec des bandelettes de test urinaire ou un appareil de mesure du sang. Mais si vous êtes plus intéressé par la perte de poids et l'augmentation de votre énergie et de vos performances mentales, vous pouvez également envisager le «régime Atkins», que l'on appelle personnalisé. La principale différence avec ce type de régime cétogène réside dans la quantité de différents macronutriments que vous pouvez manger, tels que les glucides, les protéines et les graisses. Vos glucides peuvent être un peu plus élevés (50 à 75 grammes par jour) et votre apport en protéines peut être un peu plus élevé (jusqu'à 20% de calories ou plus) par rapport à un régime cétogène strict. Cette version "personnalisée" du régime céto peut être très utile si vous décidez que la version la plus stricte ne fonctionne pas pour vous ou désirez un régime plus tolérant une fois que vous avez atteint vos objectifs.

Dans les deux cas, essayez de faire votre régime alimentaire à partir des aliments cétogènes mentionnés ci-dessus et vous êtes sur la bonne voie pour transformer votre corps en un moteur de combustion des graisses et améliorer votre pensée.

Les 4 types de régime cétogène :

Comme avec le jeûne par intervalles, vous pouvez adapter le régime cétogène à vos objectifs ou à vos besoins. Il existe quatre types courants de régimes cétogènes:

- **Régime cétogène standard (SKD):** La version la plus courante et recommandée du régime céto: 20 à 50 grammes de glucides nets par jour, un apport en protéines modéré et un apport en lipides élevé.

- **Régime cétogène ciblé (TKD):** "ciblé" utilisé pour l'énergie autour de la séance d'entraînement: 25 à 50 grammes de glucides nets ou moins environ 30 minutes à une heure avant l'exercice.

- **Régime cétogène cyclique (CKD):** semblable au jeûne intermittent "Down Day Up Day" ou au cycle 5/2, le régime cétogène cyclique consiste à consommer un régime cétogène à faible teneur en glucides pendant plusieurs jours, suivi d'une période de teneur en glucides.

- **Régime cétogène à haute teneur en protéines:** En principe, tout comme le régime cétogène standard, ne contient que des quantités supplémentaires de protéines pouvant être idéales pour les sportifs de haut niveau.

Personnellement, je suis un ami du régime cétogène cyclique. Je mange du cétogène du lundi au samedi, disons moins de 20 à 30 grammes de glucides par jour. Dimanche, j'ai un jour où je prends un peu plus de glucides. Ce jour-là, je mange des glucides de haute qualité provenant de la patate douce, de la citrouille ou même d'un curry avec du riz.

Que devrais-je manger et que devrais-je éviter?

Les aliments cétogènes sont des aliments sains, naturels et de grande qualité, transformés le moins possible. Pour pouvoir perdre du poids avec le régime cétogène et éviter les aliments transformés, de nombreux céto-mangeurs préfèrent tout préparer eux-mêmes, des hamburgers maison par exemple. Les aliments cétogènes sont riches en graisses saines, riches en protéines et, bien entendu, presque sans glucides . Les erreurs les plus courantes dans un régime cétogène consistent à ne pas tenir compte de la qualité et de la composition de votre régime et à négliger la consommation réelle de glucides.

Voici quelques conseils et astuces importants pour perdre du poids avec le régime cétogène:

- **Tracez vos glucides:** Même les glucides cachés contenus dans les épices, les légumes et les boissons.

- **Faites attention à votre consommation de sucre:** cela comprend les édulcorants, les fruits et, bien sûr, les sucres naturels dans le lait. Si vous souhaitez utiliser un édulcorant, tenez-vous en à Stevia ou optez pour d'autres édulcorants compatibles avec le céto, comme l'érythritol .

- **Faites attention à votre apport calorique:** Ne dépassez pas votre budget calorique quotidien. Pour perdre du poids, vous devez manger moins de calories que la quantité que vous brûlez. Tous les calculs et chiffres clés sont expliqués ci-dessous.

- **Faites attention à vos aliments en général:** Évitez les aliments transformés. Peu importe sa teneur en glucides ou "cétogène", s'il est plein de déchets (additifs artificiels, exhausteurs de goût, etc.), il est préférable de l'éviter.

- **Buvez beaucoup d'eau:** Les glucides retiennent bien l'eau. Par conséquent, la très faible consommation de glucides du régime cétogène peut accélérer la déshydratation et la constipation. Compenser avec de l'eau et des boissons ceto-friendly.

- **Faites des jeûnes intermittents :** essayez de jeûner de façon intermittente pour éviter les fringales, accélérer la production de cétone et la perte de poids.

Votre apport en glucides et en protéines fait de votre régime cétogène un succès - ou sabote le succès de vos consommateurs. Vous pouvez personnaliser vos macros en fonction de ce qui vous convient. Mais les domaines macronutriments généraux sont:

➢ Lipides = 70-80%

➢ Protéine = 20-25%

➢ Glucides = 5-10%

Celles-ci peuvent varier en fonction de vos objectifs, de vos besoins et de la composition de votre corps. La planification de votre régime cétogène comprend également le calcul de vos macronutriments.

Macronutriments dans le régime cétogène.

Les macronutriments sont constitués des glucides, des protéines et des lipides. Ce sont les nutriments provenant de notre alimentation qui fournissent de l'énergie à notre corps et assurent le bon fonctionnement de ses fonctions vitales. Voici tout ce que vous devez savoir à leur sujet.

Quelle quantité d'énergie fournissent les macronutriments ?

→ Glucides : 4 kcal par gramme

→ Protéines : 4 kcal par gramme

→ Lipides : 9 kcal par gramme

Le régime de perte de poids cétogène consiste à suivre et à prendre en considération :

- Les Macronutriments
- La Cétone
- Le stress
- Le Sport
- Le Sommeil

Tout ce qui est en déséquilibre - comme trop de protéines ou trop d'entraînement - peut faire quelque chose d'aussi simple que de ralentir la cétose ou quelque chose de plus grave, comme de perturber votre santé. Vos besoins et objectifs personnels détermineront beaucoup si vous utilisez le régime cétogène pour perdre du poids. L'étape la plus importante est le calcul (et la conformité) de vos macros.

Sport et entraînement pendant le régime cétogène.

La formule bien connue consistant à simplement manger moins et faire plus d'exercice pour perdre du poids est dépassée, fausse et intenable. Ce que vous mangez est important et le régime cétogène est l'un des agents de perte de poids où il est le plus visible. L'exercice et l'exercice aident à développer des muscles plus maigres, des os plus forts et une endurance et une stabilité améliorées. La formation **consomme** également **vos réserves de glycogène** et vous aide à contracter la **cétose plus rapidement**. Considérez donc les activités physiques et sportives comme un outil permettant d'obtenir ces avantages plutôt que de perdre du poids.

Les quatre types d'activités physiques et sportives pendant le régime cétogène :

- **Entraînement aérobie:** entraînement d'endurance et cardio. Dure plus de trois minutes pour augmenter la fréquence cardiaque. Un entraînement cardiovasculaire de faible intensité sur une longue période de temps (jogging de 30 à 45 minutes) est bon pour brûler les graisses, ce qui en fait le complément idéal au régime cétogène.

- **Entraînement anaérobie:** HIIT ou entraînement en force pour développer les muscles. Entraînements courts et intenses pour favoriser la force et la vitesse. Les glucides sont le principal carburant des exercices anaérobies. Par conséquent, les graisses ne peuvent à elles seules fournir suffisamment d'énergie pour ce type d'entraînement.

- **Exercices de flexibilité:** exercices de yoga et d'étirement pour améliorer les mouvements des muscles et des articulations et éviter le raccourcissement des lésions musculaires au fil du temps.

- **Exercices de stabilité:** entraînement de base, pilates, exercices d'équilibre, yoga. Améliore la posture, l'équilibre, la force musculaire et le contrôle des mouvements.

En cas de cétose, l'intensité de l'exercice joue un rôle important:

- **Lors d'exercices aérobiques de faible intensité**, le corps utilise les graisses comme source d'énergie principale.

- Les glucides sont généralement la source d'énergie la plus importante lors **des exercices anaérobies de forte intensité** .

C'est pourquoi nous prenons en compte votre niveau d'activité lors du calcul de vos macros. Si vous commencez avec le régime cétogène, le SKD (Standard Ketogen Diet) pourrait ne pas suffire pour vous donner assez d'énergie pour votre entraînement. Si vous allez régulièrement au gymnase et que vous portez des poids lourds, le **régime cétogène ciblé (TKD) est préférable pour vous** .

Régime cétogène ciblé et ajustement des graisses.

Les régimes cétogènes ciblés consomment de 15 à 30 grammes de glucides facilement disponibles, tels que des fruits, environ 30 minutes avant l'exercice et / ou 30 minutes après l'exercice. Cela donnera à vos muscles la bonne quantité de glycogène dont ils ont besoin pendant l'exercice pour ensuite récupérer. Les glucides que vous consommez sont utilisés directement à cette fin et ne vous jettent pas hors de la cétose. La bonne nouvelle est que plus vous souffrez de cétose, plus votre corps s'adapte à la graisse et devient plus efficace pour brûler les graisses en énergie. En conséquence, vous perdrez automatiquement du poids avec le régime cétogène et brûlez la graisse corporelle.

Les avantages de sport pendant la cétose.

Un régime cétogène **n'entrave pas** votre entraînement, mais la cétose ajoute à l'entraînement des avantages qui améliorent la condition physique et la perte de poids. Dans une étude, les athlètes d'endurance qui ont suivi un régime pauvre en glucides pendant une moyenne de 20 mois ont brûlé **2 à 3 fois plus de graisse au** cours d'une course de trois heures que les autres. La même étude a révélé que le groupe qui consommait très peu de glucides consommait et reconstituait la même quantité de glycogène musculaire que le groupe riche en glucides . La cétose peut également aider à prévenir **la fatigue musculaire** pendant de plus longues périodes d'exercice. Et il a été prouvé que la cétose aide à maintenir la glycémie pendant l'exercice chez les personnes obèses. Comme déjà mentionné, l'adaptation Céto aide à long terme, de travailler dans toutes les formes de sport avec moins de glucides meilleurs et **plus de pouvoir** apporter. Mais évitez nécessairement le surentraînement. Le surentraînement augmente les niveaux de cortisol. Le cortisol, l'hormone du stress, fait croire à votre corps que vous êtes en mode combat ou fuir, en augmentant votre insuline et votre glycémie ... Ce que vous ne voulez pas chez Keto.

Calculer l'apport en protéines.

Sur le régime cétogène, votre apport en protéines devrait représenter environ 20% à 25% de votre apport calorique total, assez pour maintenir le muscle, mais pas trop pour affecter votre cétose. Votre apport en protéines devrait soutenir votre niveau d'activité et obtenir votre masse corporelle maigre, calculée précédemment. Utilisez ces zones pour déterminer votre apport en protéines optimal. Commencez avec le nombre inférieur de grammes.

Par exemple, une femme modérément active pesant 68 kg et pesant 50 kg de masse maigre a besoin de 90 à 112,5 grammes de protéines par jour. Multipliez ce chiffre par 4 pour calculer 360 à 450 calories par jour provenant des protéines. Ensuite, multipliez le total de vos calories de 0,20 à 0,25 pour vous assurer que votre protéine calorique correspond à ce pourcentage.

Par exemple, 2000 calories totales x 0,20 ou 0,25 = 400 à 500 calories de protéines.

Calculer la consommation de graisse.

Dans le régime cétogène, les graisses devraient représenter 70 à 80% des calories totales . Ajoutez simplement vos calories totales en protéines et en glucides, puis soustrayez la somme de 100 pour obtenir votre total de calories grasses.

Par exemple pour un repas de 2000 Calories : En suivant la formule : 70 % de lipides - 20 % de protéines- 10 % de glucides.

- ✔ 200 calories provenant des glucides

- ✔ 400 calories provenant des protéines.

- ✔ 1400 calories provenant des lipides.

La graisse contient 9 calories par gramme, nous divisons donc le nombre de calories par 9 pour obtenir le nombre de grammes. 1400 /9 = 155g de matières grasses.

Les calculs ci-dessus pour vos glucides, protéines et aras adipeux vous donnent un indice approximatif inexact, mais vous pouvez vous orienter et en ajuster les quantités. Votre corps vous dira ce dont il a besoin et ce qu'il aime. Certains Kétoriens signalent qu'ils restent dans la cétose même avec des quantités variables d'hydrates de carbone et de protéines.

Calculer la quantité de glucides :

Dans le régime cétogène, les glucides représentent en moyenne 5% à 10% des calories totales. Pour la plupart des gens, cela représente environ 20 à 50 grammes de glucides par jour.

Formule: (apport calorique total x% des calories provenant des glucides) / 4

Multipliez votre total de calories par le pourcentage de glucides et divisez par 4 pour obtenir des grammes.

Pour un apport calorique quotidien total de 2000 kcal avec les glucides cétogènes à 5% à 10%, la formule serait la suivante:

2000 x 0,05 ou 0,10 = 100 à 200 calories provenant des glucides

200/4 = 25 g à 50 g de glucides par jour.

La liste de 221Aliments cétogènes.

Des études ont montré que seulement 38% des personnes peuvent suivre un régime cétogène. En d'autres termes, si vous n'êtes pas préparé, un régime cétogène peut être très difficile. Cependant, si vous souhaitez augmenter votre énergie tout en transformant votre corps en un moteur brûlant les graisses, il n'y a pas de meilleur moyen que de se nourrir sans glucides. Cela veut dire :

Si vous souhaitez profiter des avantages considérables d'un régime cétogène, vous devez être préparé. Vous avez besoin d'une liste d'aliments que vous pouvez manger avec un régime cétogène et quels aliments ne contiennent pas de glucides. Dans cette liste d'aliments cétogènes, que je présente ci-dessous, je vais vous montrer 221 aliments qui vous aident à brûler les graisses et à augmenter votre énergie. La plupart de ces aliments sont disponibles partout et faciles à trouver. Vous pouvez donc préparer des milliers de plats différents à partir de ces aliments. Je vais également vous montrer quelques-uns des meilleurs avantages d'un régime cétogène dans ce chapitre et comment vous assurer d'atteindre vos objectifs .

Aliments cétogènes sans glucides

Pour faciliter vos achats et votre cuisine, ce chapitre de livre propose une liste d'aliments cétogènes que vous pouvez manger avec un régime céto.

Il existe une variété d'aliments que vous pouvez manger dans un régime cétogène. Et ça tombe bien, parce que vous voulez garder votre régime alimentaire intéressant et varié. Vous devez garder les choses aussi simples que possible, car si vos repas et vos recettes deviennent trop compliqués ou prennent trop de temps, vous ne pourrez pas vous y tenir à long terme et vous aurez plutôt recours aux glucides et autres aliments sucrés. Utilisez donc cette liste d'aliments cétogènes pour préparer des plats que vous aimez vraiment.

Aperçu des aliments qui respectent les cétones.

Fondamentalement, dans un régime cétogène, vous pouvez manger des aliments riches en matières grasses tels que les avocats, les olives, les œufs, le saumon, le thon mais aussi la viande, de nombreux légumes verts, des fruits de mer et des graisses saines provenant de l'huile de coco et de l'huile d'olive. Pour un aperçu rapide de ce que vous pouvez manger avec le régime cétogène, voir ici ...

Survol, à propos de tous les aliments importants d'un régime cétogè

- Baies
- Viande
- Pois et haricots verts
- Graisses saines (huile de coco, huile d'olive, etc.)
- Limes et citrons
- Beurre de noix et lait de noix
- Bouillon d'os
- Gélatine
- Vinaigre
- Fruits de mer
- Noix et graines
- Herbes et épices
- Poisson
- Avocat
- Olives
- Café
- Thé
- Noix de coco
- Œufs
- Stevia
- Moutard

La listes des aliments autorisés :

Vous trouverez ci-dessous une liste complète des aliments que vous pouvez manger dans un régime cétogène. Pour vous faciliter la tâche, j'ai divisé les aliments à base de cétone en 12 groupes (légumes, viande, etc.). En général, vous n'avez pas à vous soucier de la quantité d'un aliment particulier que vous mangez. Cependant, certains aliments figurant sur cette liste contiennent un peu plus de glucides que d'autres, comme les carottes ou les tomates.

Cette liste serait beaucoup trop longue si nous devions répertorier le nombre exact de glucides dans chaque aliment. En règle générale, rappelez-vous que si un aliment a un goût un peu plus sucré (comme une carotte ou une tomate), il contient probablement plus de glucides que les aliments sans goût sucré (viande, olives, avocats, limes, etc.).

Les Aliments cétogènes : Les Légumes

Les légumes devraient constituer une grande partie de votre alimentation. En fait, les légumes frais devraient constituer l'essentiel de ce qui atterrit dans votre assiette. En règle générale, chaque légume vert est Ceto-friendly. Évitez les légumes à feuilles vertes, et les légumes-racines tels que les carottes, les panais, les radis et les betteraves afin de limiter votre consommation quotidienne de glucides.

- ➢ Feuilles de roquette
- ➢ Artichaut
- ➢ Asperges
- ➢ Paprika
- ➢ Pak Choi
- ➢ Brocoli

- ➢ Choux de Bruxelles
- ➢ Laitue
- ➢ Chou blanc
- ➢ Carotte
- ➢ Chou-fleur
- ➢ Céleri

- Ciboulette
- Concombre
- Pissenlit
- Aubergine
- Endive
- Fenouil
- Ail
- Haricot igname
- Chou frisé
- Chou-rave
- Poireau
- Divers légumes feuillus
- Salade verte
- Champignons (toutes sortes)
- Moutarde brune
- Gombo
- Oignons
- Persil
- Poivrons (toutes sortes)
- Citrouille
- Chicorée
- Radis
- Rhubarbe
- Laitue romaine
- Oignon
- Échalote
- Algue
- Courge spaghetti
- Épinards
- Bettes
- Tomates
- Les feuilles de navet
- Courgette

Les Aliments cétogènes : Les fruits

La plupart des **fruits** sont tabous pour un régime cétogène. Toutefois, certaines petites quantités de baies et d'agrumes sont acceptables - surveillez simplement ce que vous mangez! Les olives et les avocats sont des fruits favorables à la céto et sont fortement recommandés.

- Avocat
- Mûre
- Myrtille
- Canneberge
- Citron
- Olives
- Framboise
- Fraise
- Chau

Les Aliments cétogènes : La viande

La viande et tout ce qui provient de l'animal est un bon aliment cétogène pour votre alimentation. Mais trop de protéines peuvent interférer avec votre cétose, alors faites attention à la quantité de protéines que vous prenez. Choisissez aussi, si possible, des morceaux de viande gras.

- Bœuf
- Dinde
- Poulet
- Cerf
- Canard
- Veau
- Chèvre
- Oie
- Agneau

✔ Faisan   ✔ Mouton

✔ Caille   ✔ Volaille

✔ Lièvre

Saucisse et viande transformée (vérifier les ingrédients et les ingrédients):

✔ Saucisse

✔ Charcuterie   ✔ Salami

✔ Wiener   ✔ Jambon

                             ✔ Ailes de poule

Les Aliments cétogènes: quelques légumineuses

Presque toutes les légumineuses sont interdites dans le cadre d'un régime cétogène, à l'exception de petites quantités de haricots verts et de pois.

➢ Haricots verts

➢ Pois

Les Aliments cétogènes: des graisses saines

Les graisses saines jouent un rôle majeur dans le régime cétogène (elles constituent l'essentiel de votre apport calorique), alors assurez-vous de consommer beaucoup de graisses saines dans votre alimentation.

- ➢ L'huile d'avocat
- ➢ Beurre de cacao
- ➢ L'huile de noix de coco

- ➢ Ghee
- ➢ Huile de palme
- ➢ L'huile de macadamia
- ➢ Huile de sésame
- ➢ Suif
- ➢ Huile de MCT
- ➢ Huile de noix
- ➢ Huile d'olive

Les Nourriture cétogène : Les poissons

Le poisson est très nutritif, contient des protéines de haute qualité et de nombreuses graisses saines. Si possible, achetez du poisson sauvage. Il est prouvé qu'il contient plus de nutriments et est en meilleure santé.

- ➢ Anchois
- ➢ Maquereau
- ➢ Perche
- ➢ Hoplostète
- ➢ Morue
- ➢ Poisson rouge
- ➢ Anguille
- ➢ Saumon
- ➢ Patauger
- ➢ Sardines
- ➢ Aiglefin
- ➢ Tilapia
- ➢ Flétan
- ➢ Thon
- ➢ Hareng
- ➢ Mérou

- ➢ Turbot
- ➢ Truite
- ➢ Sandre
- ➢ Carpe
- ➢ Pangasius

Nourriture cétogène: Les fruits de mer

Outre les poissons, les **fruits de mer sont** les aliments les plus nutritifs que l'on puisse manger dans un régime cétogène. Souvent coûteux, mais cela vaut la peine d'ajouter plus de fruits de mer à votre alimentation.

- ➢ Crevettes
- ➢ Caviar
- ➢ Palourdes
- ➢ Crabe
- ➢ Homard
- ➢ Coquillages
- ➢ Huîtres
- ➢ Crevette
- ➢ Coquilles Saint-Jacques
- ➢ Calamar
- ➢ Écrevisse
- ➢ Cancer crabe

Les aliments cétogènes: Les boissons

Surveillez le sucre caché dans les boissons! Accrochez-vous à l'eau, au thé et au café.

- ➢ Le lait d'amande
- ➢ Bouillon (poulet, bœuf, légumes, os)
- ➢ Lait de noix de cajou
- ➢ Eau en bouteille

- ➢ Lait de coco
- ➢ Café non sucré
- ➢ Café Bulletproof
- ➢ Tisanes
- ➢ Jus de citron et citron vert
- ➢ Eau minérale gazeuse
- ➢ Thé non sucré
- ➢ Eau

Les Aliments cétogènes: Les noix et graines

Ne consommez pas trop de noix à la fois car vous pouvez facilement les manger et elles sont riches en acides gras oméga-6. En outre, certaines noix et graines augmentent votre consommation de glucides, alors faites attention. Incidemment, l'arachide populaire est une légumineuse et non une noix. Malheureusement, elle ne doit pas être recommandée comme aliment cétogène.

- ✓ Amandes Noisettes
- ✓ Noix de macadamia
- ✓ Noix de pécan
- ✓ Pignons de pin
- ✓ Pistaches
- ✓ Graines de citrouille
- ✓ Graines de sésame
- ✓ Graines de tournesol
- ✓ Noix
- ✓ Noix de cajou
- ✓ Graines de chia
- ✓ Beurres de noix
- ✓ Graines de chanvre

Aliments cétogènes: herbes et épices

Expérimentez avec ces herbes et épices, car elles rendent votre plan de nutrition cétogène vraiment délicieux et varié. Si possible, utilisez des herbes biologiques ou des mélanges d'épices pour éviter d'ajouter du sucre ou des exhausteurs de goût.

- ➤ Sel de mer
- ➤ Poivre noir
- ➤ Poivre blanc
- ➤ Basilic
- ➤ Épice italienne
- ➤ Poudre de piment
- ➤ Piment de cayenne
- ➤ Poudre de curry
- ➤ Garam Masala
- ➤ Cumin
- ➤ Origan
- ➤ Thym
- ➤ Romarin
- ➤ Sage
- ➤ Curcuma
- ➤ Persil
- ➤ Coriandre
- ➤ Cannelle
- ➤ Noix de muscade
- ➤ Clous de girofle
- ➤ Quatre-épices
- ➤ Gingembre
- ➤ Cardamome
- ➤ Paprika
- ➤ Anet

Aliments cétogènes: produits laitiers

Tout le monde ne peut tolérer les produits laitiers. Vous devez exclure les produits laitiers de votre alimentation (sauf le ghee), ce qui peut, par exemple, réduire votre inflammation. Beaucoup de gens considèrent le fromage, le yogourt et la crème comme des aliments cétogènes. Et bien que de nombreux produits laitiers puissent contenir peu de glucides, il est facile de les suralimenter et il est prouvé qu'ils provoquent des inflammations et des problèmes digestifs.

Personnellement, je me nourris de cétogène et de glucides depuis des années. Je m'abstiens également des produits laitiers. De temps en temps, je mange du fromage et du yaourt. Tout le monde peut gérer cela comme il le souhaite.

- ➤ Le ghee ou ghî est une graisse animale ou un beurre clarifié

Autres aliments pour régime cétogène

Ces aliments sont des aliments sans glucides qui ne rentrent pas vraiment dans les autres catégories. Ils sont tous compatibles céto et suivent un régime amaigrissant. Plus varié. Bien que nous en ayons énuméré quelques-uns ci-dessous, je vous encourage - dans la mesure du possible - à éviter les aliments transformés appelés "low carb" et "céto". Ceux-ci comprennent les sauces prêtes à l'emploi, les farines et autres produits à faible teneur en glucides utilisés pour remplacer les aliments traditionnels riches en glucides.

- ➤ La mayonnaise
- ➤ Beurre de coco
- ➤ Écorce
- ➤ Viande séchée
- ➤ Cornichons
- ➤ Huile de foie de morue
- ➤ Noix de cacao
- ➤ Cacao en poudre (non sucré)
- ➤ Vinaigre
- ➤ Œufs
- ➤ Noix de coco râpée

➤ Moutarde

➤ Sauce piquante (vérifier les ingrédients)

➤ Vanille

➤ Farine de noix de coco

➤ Sauce Tamari sans gluten

➤ Noix de coco aminos

➤ Sauce de poisson (vérifier les ingrédients)

➤ Gélatine (sous forme de poudre ou de bouillon)

➤ 100% chocolat noir

➤ Stevia (seulement de petites quantités)

➤ Fruit du Moine (Lo Han Guo)

➤ Farine d'amande

La liste des aliments à éviter :

Savoir quoi NE PAS manger pendant un régime cétogène est au moins aussi important que savoir quoi manger. Pour cette raison, notre liste d'aliments cétogènes ne serait pas complète **si nous ne répertorions pas les aliments que vous ne devriez pas manger dans un régime** cétogène, sinon vous serez expulsé de la cétose.

Voici une liste de tous les aliments que vous devriez absolument éviter:

N'importe quel type de sucre (à éviter)

Tout type de sucre est complètement tabou. Voici quelques-unes des nombreuses formes de sucre à éviter:

- ➢ Sucre blanc
- ➢ Fructose
- ➢ Sirop de maïs
- ➢ Dextrose
- ➢ Maltodextrine
- ➢ Miel
- ➢ Glucose
- ➢ Sirop d'érable
- ➢ Maltose
- ➢ Le nectar d'agave
- ➢ Sucre de noix de coco
- ➢ Sucre brun
- ➢ Lactose

Blé et produits céréaliers (à éviter)

Le blé et les produits céréaliers contiennent tous de nombreux glucides et sont des aliments qui devraient être complètement évités dans un régime cétogène. Voici une liste des produits de blé, de pâte et de céréales les plus courants:

- ➢ Blé
- ➢ Nouilles
- ➢ Quinoa
- ➢ Seigle
- ➢ Couscous
- ➢ Pâtes
- ➢ Pâtes
- ➢ Riz
- ➢ La farine blanche

- ➢ Toutes sortes de farine
- ➢ L'avoine
- ➢ Orge
- ➢ Maïs
- ➢ Farine de riz
- ➢ Millet
- ➢ Son de blé
- ➢ Sarrasin
- ➢ Amarante

Aliments transformés (à éviter)

En tant qu'aliments transformés, vous pouvez déjà acheter presque tout ce que vous avez déjà emballé dans une boîte ou sous film rétractable. Des pizzas prêtes à l'emploi, des produits finis et tout ce qui n'a qu'à être mis en bouche. La plupart de ces aliments contiennent beaucoup de sucre et de glucides. Ils ne sont pas amicaux ceto et ceto.

- ➢ Toast
- ➢ Chips
- ➢ Crème glacée
- ➢ Gaufres
- ➢ Bonbons
- ➢ Smoothies
- ➢ Biscuit salé
- ➢ Tortilla chips
- ➢ Bretzels
- ➢ Crêpes
- ➢ Ketchup
- ➢ Plats cuisinés
- ➢ Cookies
- ➢ Produits de boulangerie
- ➢ Gâteau
- ➢ Barre de chocolat
- ➢ Muesli
- ➢ Vinaigrette finie

La plupart des fruits (à éviter)

Bien que les fruits puissent être sains, la plupart des fruits d'un régime cétogène sont malheureusement tabous. Ils contiennent trop de fructose pour rester en cétose. Ces types de fruits contiennent le plus de glucides et de sucres, vous devez donc les éviter:

- Conserves de fruits
- Pommes
- Oranges
- Poires
- Pêches
- Grenade
- Nectarines
- Raisin
- Melon d'eau
- Melon cantaloup
- Kiwi
- Date
- Bananes
- Cerises
- Mangues
- Abricot
- Papaye
- Lâche

Boissons sucrées (à éviter)

Les boissons comme la limonade, le cola, les boissons sportives ou les jus de fruits contiennent beaucoup trop de glucides et de sucres. Celles-ci font augmenter notre glycémie rapidement. Alors évitez toutes les boissons contenant du sucre et des glucides:

- Limonade
- Les boissons pour sportifs

➢ Jus

➢ Lait

➢ N'importe quel type d'alcool

➢ Thé ou café sucré

Légumineuses (à éviter)

Les légumineuses sont principalement des haricots (noirs, rouges, etc.) Et des lentilles. À l'exception des deux légumineuses susmentionnées (haricots verts et pois), évitez toutes les légumineuses à régime cétogène, car elles contiennent trop de glucides.

➢ Tous les haricots

➢ Lentilles

➢ Soja

Aliments à faible teneur en glucides, que vous devriez éviter

Même si un aliment est faible en glucides ou riche en matières grasses, il ne s'agit pas nécessairement d'un aliment compatible avec le céto. Bien que les aliments suivants contiennent peu de glucides, essayez de les éviter.

✔ Produits laitiers (par exemple (Kéfir, yaourt, fromage, fromage blanc, fromage à la crème, crème fraîche, crème sure)

✔ Des alcools de sucre

✔ Vinaigrette au fromage bleu

✔ Tournesols et autres graines ou huiles végétales

- ✔ Édulcorants artificiels (érythritol, splenda, sucralose, etc.)

- ✔ Aliments contenant du gluten

- ✔ Le d'arachide

- ✔ Soda alimentation

- ✔ Produits "légers" et "faibles en gras"

- ✔ Produits à base de soja (p. Ex. Lait de soja, tofu)

Remarque: les édulcorants artificiels ne vous jetteront pas nécessairement hors de la cétose, aussi beaucoup pensent-ils qu'ils vont bien avec un régime céto. Cependant, les édulcorants artificiels peuvent affecter négativement vos bactéries intestinales et peuvent également vous empêcher de surmonter vos envies de sucre. Les édulcorants artificiels ont également un léger effet insulinogène

Conclusion : J'espère que vous avez trouvé cette liste d'aliments cétogènes utile. Mais il y a quelques autres choses à garder à l'esprit lors de l'utilisation d'un régime cétogène ...

Speed Keto : Jeûne intermittent et le KETO.

Le jeûne intermittent est souvent effectué conjointement avec le régime cétogène. Le jeûne intervalle et la cétose sont deux méthodes qui se soutiennent mutuellement. Le jeûne vous aide à entrer rapidement dans la cétose et la cétose vous aide à jeûner plus facilement. Ensemble, ils brûlent beaucoup plus de graisse et peuvent vous aider à perdre du poids plus rapidement.

Si vous avez essayé de perdre du poids dernièrement, vous avez probablement entendu parler du régime céto. Mais le jeûne intermittent - également connu sous le nom de jeûne par intervalles - est également l'une des dernières tendances en matière de régime que vous ne pouvez pas éviter. Saviez-vous, par exemple, que même l'acteur Hugh Jackmann a utilisé l'IF (abréviation de jeûne intermittent) pour se mettre en forme pour son rôle de Wolverine.

Les deux méthodes fonctionnent et ont fait leurs preuves, mais elles ont des approches et des règles complètement différentes. Mais au fond, ils poursuivent le même objectif : perdre du poids. Il est donc logique de combiner simplement les deux régimes pour perdre du poids encore plus rapidement. Nous vous dirons à quel point la combinaison du jeûne intermittent et du céto est vraiment utile après avoir examiné les bases et les règles fondamentales de ces deux tendances alimentaires.

Les avantage de Speed KETO.

Fondamentalement, il n'est pas du tout compliqué de combiner ces deux méthodes diététiques. En fait, elles vont très bien ensemble et l'effet est formidable, car vous utilisez les avantages des deux formes et vous perdez du poids encore plus rapidement et perdez principalement de la graisse corporelle et pratiquement pas de muscle. Des études prouvent que la combinaison du céto et du jeûne par intervalles est la forme d'alimentation où le pourcentage de graisse corporelle est le plus réduit.

Voici les avantages des deux régimes en un coup d'œil :

Les avantages d'un régime cétogène :

- ✔ Perte de poids rapide et réduction de la graisse corporelle.

- ✔ Augmente les performances mentales et physiques et l'endurance (grâce à un apport énergétique plus régulier qu'avec le métabolisme des glucides).

- ✔ Maintient le taux de sucre dans le sang à un niveau constant et prévient ainsi les fringales.

- ✔ Améliore la concentration grâce à la "cétolyse" (capacité à utiliser les corps cétoniques pour la production d'énergie).

- ✔ Équilibre la pression sanguine et réduit l'hypertension artérielle

- ✔ Faire reculer le diabète de type 2

- ✔ Guérir les migraines.

- ✔ Contrôler l'épilepsie et réduire les médicaments.

- ✔ Améliorer la texture de la peau, réduire l'inflammation et les boutons.

✔ Réduire les douleurs d'estomac et les nausées.

✔ Réduire les palpitations cardiaques.

Les avantages du jeûne intermittent :

✔ Perte de poids rapide

✔ Meilleure concentration

✔ Moins de maux de tête le matin

✔ Moins de dyspnée (essoufflement) à l'effort ou même au repos.

✔ Moins de problèmes pour s'endormir et rester endormi

✔ Vous êtes beaucoup plus alerte pendant la journée

✔ Vos performances physiques s'améliorent

✔ Vous vieillissez plus lentement

✔ Moins de maladies cardiovasculaires

✔ Protection contre le cancer et la maladie d'Alzheimer

✔ Récupération des gènes et des cellules du corps

✔ Le taux de sucre dans le sang s'améliore

✔ Résistance à l'insuline

✔ Combat le diabète de type 2

✔ L'état s'améliore

✔ La régénération est plus rapide

✔ Plus de puissance pendant l'entraînement

- ✔ La croissance de nouvelles cellules nerveuses est favorisée

- ✔ Fonctionnement du cerveau et mémoire

Comment fonctionne le jeûne intermittent ?

Presque tout le monde connaît le terme de jeûne et sait qu'il s'agit d'une abstention stricte de nourriture pendant plusieurs jours ou semaines. Dans le cas du jeûne intermittent, les phases de jeûne sont beaucoup plus courtes et donc plus adaptées à la vie quotidienne. Avec la méthode 16:8 (que vous connaissez peut-être aussi sous le nom de régime de 8 heures), par exemple, vous ne pouvez manger que pendant 8 heures, puis jeûner pendant 16 heures. Ainsi, vous pourriez prendre votre petit-déjeuner à 10 heures et devoir finir votre dîner à 18 heures. Vous pouvez définir la plage horaire comme vous le souhaitez, selon que vous aimez le petit-déjeuner ou que vous le sautez toujours de toute façon.

Le jeûne intermittent porte donc essentiellement sur la période de temps limitée pour manger, et non sur la nourriture elle-même. En théorie, tout ce qui a bon goût est permis, mais en fin de compte, c'est toujours votre déficit calorique qui détermine si et dans quelle mesure vous perdez du poids. Si vous ne dépassez pas constamment vos besoins caloriques pendant les 8 heures et ne mangez pas plus de calories que vous n'en dépensez, vous perdrez du poids naturellement avec l'aide du jeûne intermittent.

Comment perdre du poids avec le régime Céto ?

Alors qu'avec le jeûne intermittent, vous limitez votre consommation de nourriture à une certaine période, le régime cétogène consiste à manger le moins de glucides possible. Alors, faible en glucides ? Non, pas tout à fait. La méthode Keto est également connue sous le nom de méthode sans glucides, car vous n'êtes autorisé à consommer que 50 grammes de glucides par jour au maximum. À titre de comparaison, un régime pauvre en glucides vous permet de manger jusqu'à 120 grammes par jour. Le manque de glucides oblige votre métabolisme à changer et à entrer dans ce qu'on appelle la cétose. Cela signifie que votre corps ne tire pas son énergie des hydrates de carbone (sucre) comme d'habitude, mais des graisses. Celle-ci est transformée en corps cétoniques dans le foie, puis utilisée comme alternative pour la production d'énergie. À la place des glucides, les adeptes du céto mangent donc beaucoup de protéines et beaucoup de graisses - par exemple sous la forme de ces délicieuses recettes. L'excès de graisse corporelle doit être réduit de cette manière, sans perte de masse musculaire.

Si vous souhaitez commencer à combiner le jeûne intermittent avec votre régime cétogène, voici quelques conseils pour réussir :

- ✔ Sachez que le corps a besoin d'une période de transition de 2 semaines vers la cétose.

- ✔ Faites attention à la répartition des nutriments - 60% des calories doivent provenir des graisses, 35% des protéines et 5% des glucides .

- ✔ Assurez-vous que vous mangez toujours suffisamment. Le jeûne intermittent vous aidera bien sûr à manger moins pendant la journée, mais assurez-vous de manger les bons aliments cétogènes pour éviter les symptômes de carence, les problèmes métaboliques ou la PRISE de poids.

- ✔ Assurez-vous d'avoir suffisamment de liquides et de sel.

- ✔ Mangez la VRAIE graisse, c'est ce qui vous aidera à brûler la graisse corporelle plus rapidement.

- ✔ Évitez les recettes cétogènes à base de farines à faible teneur en glucides (au moins au début de la phase de conversion). Les farines à faible teneur en glucides contiennent souvent encore une quantité relativement élevée de glucides, ce qui vous empêche de tomber dans la cétose et, dans le pire des cas, peut même vous faire grossir.

- ✔ Faites confiance aux bonnes sources de protéines pour le céto. Une erreur courante est que beaucoup mangent du fromage blanc, du poulet ou des crabes faibles en gras et ne tombent donc pas dans la cétose et ne prennent pas de poids.

- ✔ Vérifier! Mesurez vos niveaux de cétone avec Ketostix et assurez-vous que vous êtes réellement en cétose. Bien que le jeûne puisse vraiment vous aider à rester en cétose, il est toujours important que vous fassiez attention à ne pas trop manger de protéines ou de glucides.

Le speed Keto demande beaucoup de discipline.

Si vous suivez le régime céto rapide pour perdre du poids, vous devez faire attention à deux aspects. D'une part, les glucides sont réduits au minimum. D'autre part, les repas sont enregistrés dans une fenêtre de temps courte. Avec l'intervalle généralisé de 16 : 8 , par exemple, vous dînez à 18 heures et jeûnez pendant 16 heures jusqu'à ce que le petit-déjeuner soit prévu à 10 heures le lendemain matin. En ce qui concerne les ingrédients, il est important de maintenir la teneur en glucides en dessous de cinq pour cent, sinon la cétose ne sera pas atteinte. L'énergie restante doit être fournie au corps par les protéines (20 %) et les graisses (75 %). Les ingrédients classiques sont :

- ✔ Viande et poisson gras
- ✔ Produits laitiers et œufs à faible teneur en glucides
- ✔ Graines, huiles et avocats
- ✔ Protéines de lactosérum et soja
- ✔ Légumes (comme principale source de glucides)

Manger plus consciemment avec le jeûne intermittent.

Le jeûne intermittent est une excellente façon de s'alimenter, Cela permet aux gens de se concentrer sur leur alimentation et d'éviter les razzias nocturnes malsaines dans le réfrigérateur. Toutefois, si l'experte loue les avantages du jeûne par intervalles, elle critique l'omission des glucides.

Speed Keto : Le double n'est pas toujours mieux.

Si vous pensez que vous pouvez mettre votre corps en cétose plus rapidement en combinant le jeûne par intervalles et le régime cétonique, c'est une bonne idée au départ, sauf que ce n'est pas automatique ? peut-être que je vais vous décevoir là mais le processus ne démarrera pas plus vite avec le jeûne. Pour certaines personnes, cela peut prendre trois jours, pour d'autres douze, en fonction de la façon dont le corps métabolise les glucides, les graisses et les protéines. Il est donc impossible de perdre plusieurs kilos en quelques jours, même avec la méthode dite "speed keto", et c'est une bonne chose. Car en général, il faut s'abstenir de perdre le plus de poids possible en un temps aussi court que possible. Il est préférable de réduire le pourcentage de graisse corporelle de manière saine. Cela permet également de maintenir plus facilement le poids souhaité sur une longue période sans aucun problème - sans l'effet de yoyo gênant. "Avec les régimes à la mode classiques, ce changement de mentalité à long terme n'est malheureusement jamais encouragé."

Soutenir le corps de la meilleure façon possible.

Ceux qui ne sont pourtant pas dissuadés d'essayer le Speed Keto devraient au moins prendre en compte quelques aspects afin de ne pas trop solliciter leur corps. Vous devez vous demander : suis-je suffisamment hydraté ? Puis-je me procurer la nourriture dont j'ai besoin ? Est-ce que je vais précuire mes aliments pour les prochains jours ?

En étant conscient de ces aspects au préalable, il est beaucoup plus facile de changer ses habitudes. Vous vous devez de commencer tout cela en étant préparé afin de ne pas surcharger votre corps

Entre Graisses saines et mauvaises graisses ou bien les graisses insaturées et saturées, Quelles sont les matières grasses qui vous rendent en forme ? Et celles qui ravage votre santé ? Dans ce chapitre vous allez comprendre la différence entre les deux sortes de graisses, et vous allez savoir les aliments contenant des graisses saines.

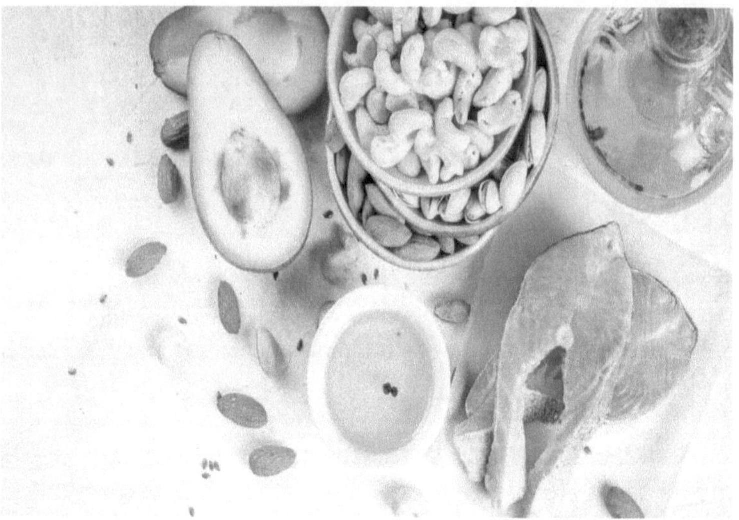

Vous avez sûrement entendu dire que la graisse est malsaine. Eh bien, c'est le plus gros mensonge de l'histoire humaine! Non seulement la graisse est saine, mais vous devriez même manger plus. Il sert de carburant à votre cerveau si vous suivez un régime cétogène sans glucides et ajoutez plus de graisse à votre régime. Et donc, si vous sautez sur la traction d'avocat, car les graisses saines sont exactement ce qui aide votre corps à fonctionner en termes de:

- L'énergie

- Les hormone de production

- L'apport en nutriments

- La croissance cellulaire

- Protection du froid

- Protection des organes

Manger le mauvais type de graisse ne vous aidera pas, et si vous ne savez pas ce que sont les **bonnes** et les **mauvaises graisses**, Dans cette partie de livre, vous apprendrez tout sur les graisses saines qui peuvent vous aider à atteindre vos objectifs - et sur les graisses que vous devriez éliminer de votre alimentation.

Graisse saine

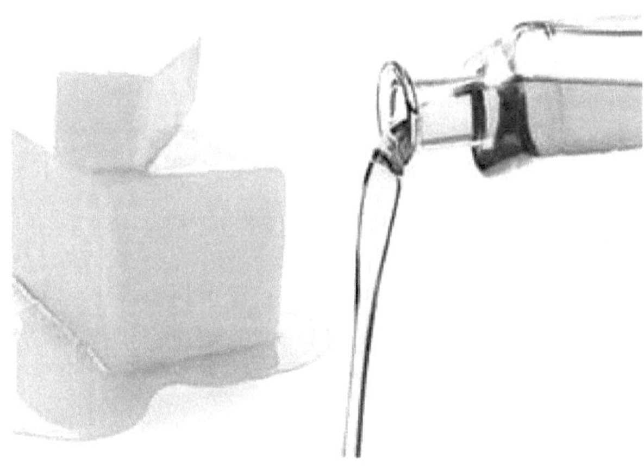

Vous n'avez pas besoin d'éliminer les graisses de votre alimentation et, en fait, vous devriez en manger davantage. "Le gras est un fournisseur d'énergie", explique Mindy Haar, nutritionniste et vice-doyenne des programmes menant à un diplôme de premier cycle à la NYIT School of Health Professions. "La graisse reste le dernier dans le tube digestif, assurant une satiété durable." Cela signifie que les graisses peuvent nous aider à rester rassasiés plus longtemps et à prévenir les apports alimentaires ou caloriques excessifs. Mais toutes les matières grasses ne sont pas les mêmes. Les graisses saines que vous devriez manger comprennent, par exemple, les aliments cétogènes que j'ai énumérés ici.

Dans ce qui suit, examinons quels **types de graisses** existent et quels sont les bons et les mauvais.

Acides gras insaturés :

Les graisses insaturées sont les bonnes graisses - bien que les graisses trans soient techniquement des graisses insaturées. Cependant, les graisses saines non saturées sont liquides à la température ambiante, tandis que les graisses trans et saturées sont solides. Pour ajouter plus de graisses insaturées à votre alimentation, procurez-vous des olives et des huiles végétales et échangez de la viande rouge contre des fruits de mer ou des noix non salées. Les fruits de mer et les noix contiennent également des graisses saturées, mais généralement moins que de la viande rouge. Les deux principaux types d'acides gras insaturés sont les **acides** gras **monoinsaturés** et **polyinsaturés**. Leur structure chimique est légèrement différente, tout comme leurs bienfaits pour la santé.

Les acides gras insaturés font partie des graisses saines et méritent une étoile de catégorie 1 pour ce qui est des avantages pour la santé. Il peut être divisé en deux catégories:

- **Les acides gras polyinsaturés** (AGPI, acides *gras polyinsaturés*)

- **Les acides gras mono - insaturés** (AGMI Anglais. *Mono acides gras insaturés*)

Les acides gras polyinsaturés (AGPI)

Les acides gras polyinsaturés se trouvent dans les noix, les graines, les huiles végétales telles que l'huile de maïs et de carthame et les poissons gras. Le saumon et la truite en particulier contiennent beaucoup d'acides gras oméga-3 et oméga-6 appelés acides gras essentiels parce que notre corps ne les fabrique pas - nous devons les extraire du régime alimentaire.

"Les acides gras polyinsaturés peuvent aider à réduire le taux de cholestérol", déclare Sari Greaves, nutritionniste et directrice au centre de perte de poids Step Ahead à Bedminster, dans le New Jersey.

Les graisses polyinsaturées peuvent réduire le mauvais cholestérol (LDL) tout en augmentant le bon cholestérol (HDL). Et ils réduisent également le risque de maladie cardiovasculaire. C'est une situation gagnant-gagnant. Les graisses polyinsaturées contenues dans les noix, les huiles végétales et le saumon contiennent exactement les acides gras oméga-3 et oméga-6 dont nous avons besoin de plus.

Acides gras monoinsaturés (MUFA):

Les acides gras monoinsaturés augmentent le HDL (bon cholestérol) et réduisent le LDL. La recherche montre qu'ils peuvent même réduire les risques associés aux maladies cardiovasculaires. Les aliments contenant des acides gras monoinsaturés comprennent **l'huile d'olive, l'huile de noix, les graines et les avocats** .

Essayez une trempette au hummus (avec beaucoup d'huile d'olive) ou du guacamole pour vos légumes ou des croustilles de blé entier. Une excellente **source de graisses insaturées**. Ou utilisez de l'huile d'olive ou de l'huile de noix dans une casserole pour rendre votre régime alimentaire plus sain.

Les noix non salées contiennent des graisses monoinsaturées, mais elles sont riches en calories. Je donne toujours une poignée de noix ou de cacahuètes sur ma salade ou mon yogourt. Vous pouvez manger trop de noix très rapidement et cela ajoute aux calories.

Avantages des acides gras insaturés :

- Réduit le mauvais cholestérol LDL

- Augmente ou obtient un bon cholestérol HDL

- Réduit le risque de maladie cardiovasculaire

- Combat la mauvaise humeur, l'inflammation, la détérioration mentale et plus

- Vous aide à vous sentir satisfait

- Acides gras polyinsaturés dans les aliments: poisson gras, graines de lin cassées, huiles végétales comestibles (avocat, canola, olive, huile de noix), noix et graines

- Acides gras monoinsaturés dans les aliments: noix, avocats, olives, huiles végétales alimentaires

(pépins de raisin, sésame, tournesol, huile végétale)
et certaines graines et graisses animales

Résumé : Les acides gras insaturés sont les graisses les plus saines et les plus saines. Les acides gras monoinsaturés et polyinsaturés ont de nombreux avantages pour la santé et vous devriez en manger plus. Aliments contenant des acides gras non saturés que vous devriez manger: noix comme les arachides, les noix, les amandes, les graines et les graines, avocat, poisson gras comme le saumon, le maquereau ou la truite, graines de lin, olives.

Les Acides gras saturés.

Les acides gras saturés augmentent le cholestérol total et le mauvais cholestérol LDL. En outre, ils peuvent augmenter le risque de diabète de type 2.

La viande, les fruits de mer et les produits laitiers sont des sources de graisses saturées. Certains aliments végétaux, tels que l'huile de palme et de coco, contiennent également des graisses saturées. Utilisez des produits laitiers à faible teneur en gras ou sans gras pour maintenir les éléments nutritifs clés tout en limitant l'apport en gras saturés.

Les recommandations diététiques suggèrent que pas plus de **10% du total des calories** proviennent **de graisses saturées**. Par exemple, si vous mangez 2 000 calories par jour, votre apport en graisses saturées devrait être inférieur à 22 grammes par jour.

Vous avez probablement entendu parler au fil des années que les graisses saturées augmentent le mauvais cholestérol LDL. Cependant, de nouvelles études montrent que consommer plus de graisses saturées conduit également à une augmentation du bon cholestérol HDL, entraînant une réduction du cholestérol total.

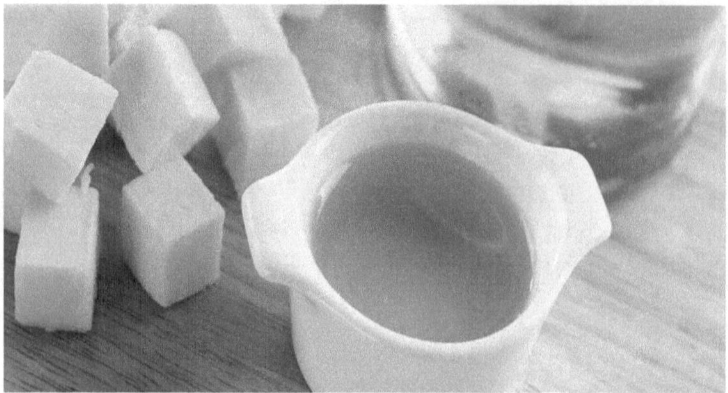

Les services de santé et les services sociaux (HHS) et le département américain de l'Agriculture (USDA) recommandent actuellement de consommer moins de 10% de nos calories quotidiennes provenant des graisses saturées. Cependant, les chercheurs demandent des changements à cette recommandation, car elle pourrait faire plus de mal que de bien si nous remplaçons nos graisses bien-aimées par des glucides transformés pour nous sentir rassasiés.

Je mange depuis longtemps sans glucides. Je suis un **régime cétogène** et je pratique simultanément un jeûne intermittent. Quiconque a déjà eu affaire au régime cétogène sait que **70 à 80% de l'apport calorique provient de graisses saines**. Par conséquent, ces recommandations de l'autorité sanitaire ne me concernent pas. Ces recommandations sont formulées sur la base d'un régime alimentaire occidental riche en glucides.

Une vaste étude a montré que lorsque nous remplaçons les calories de calories saturées par des calories de glucides raffinés - comme le riz blanc et le pain - nous courons un risque accru de maladie cardiovasculaire.

Une **augmentation de l'apport total en graisses**, saturées ou non, était associée à un risque moins élevé. Vous ne voudrez peut-être pas ajouter de bacon dans votre repas, mais vous n'avez pas à craindre le lait entier, il faut manger sainement.

Évitez également de consommer trop de graisses saturées et de glucides raffinés en même temps. Cela signifie que vous devez souvent renoncer à la nourriture de base du pain et du beurre .

Avantages des graisses saturées :

- Augmente le HDL alors que le cholestérol total diminue

- Réduit le risque de maladie cardiovasculaire

- Vous aide à vous sentir rassasié plus longtemps

- **Acides gras saturés** dans les aliments: produits laitiers gras tels que beurre, fromage et crème, saindoux et huiles solides telles qu'huile de palme et huile de coco

Un petit truc: comment savoir s'il s'agit de graisses saturées? Vérifiez la consistance à la température ambiante. Les graisses saturées sont solides tandis que les graisses insaturées restent sous forme liquide.

Résumé : Les acides gras saturés ne sont pas aussi bons que les acides gras polyinsaturés. Les graisses saturées augmentent le mauvais cholestérol LDL et peuvent augmenter le risque de maladie cardiovasculaire. Essayez de réduire la consommation de graisses saturées dans votre alimentation. Les aliments contenant des graisses saturées doivent être réduits: bacon, margarine, saindoux, huile de palme, beurre, beurre clarifié, noix de coco, noix du Brésil, saucisse au foie, crème (30% de matière grasse).

La compréhension scientifique des **dangers du cholestérol** dans notre alimentation a quelque peu changé ces dernières années.

"Autrefois, on pensait que la consommation de cholestérol dans les aliments, comme les crevettes ou les œufs, augmentait le taux de cholestérol", explique Rostler. "c'est vrai dans une certaine mesure, mais il est beaucoup plus important de ne pas manger de gras saturés ni de gras trans ."

Pour les personnes ayant un taux de cholestérol normal, la recommandation actuelle est de ne pas dépasser 300 milligrammes de cholestérol par jour. Chez les personnes à risque cardiaque élevé, moins de 200 milligrammes devraient consommer du cholestérol quotidiennement. À titre de comparaison, un œuf contient environ 200 milligrammes de cholestérol.

Les oméga-3 acides gras.

Dans le monde des bonnes graisses, les oméga-3 sont les superstars. Ils combattent l'inflammation, aident à contrôler la coagulation du sang et abaissent la tension artérielle et les triglycérides.

Les poissons gras comme le **thon, le saumon, le maquereau et les sardines** sont de bonnes sources. Vous n'êtes pas obligé d'acheter le coûteux saumon bio à chaque fois. Le saumon et les sardines en conserve conviennent également. Personnellement, je m'assure déjà que le poisson a été pêché de manière durable et de qualité biologique. Mais c'est à tout le monde.

Les sources végétales comprennent le **soja, les noix et certaines huiles végétales**. Il n'existe pas de chiffres précis sur la quantité d'acides gras oméga-3 à consommer, mais l'American Heart Association suggère de consommer au moins deux portions de poisson par semaine.

- Aide à l'absorption des vitamines A, D, E et K.

- Renforce le système immunitaire

- Régule la température corporelle

- Aide votre corps à fonctionner

- Crée un sentiment de satiété

Ce qui est important dans cette information est que : La graisse saine n'est pas votre ennemi mais plutôt est votre ami. Et une alimentation équilibrée et de haute qualité est la clé d'une bonne nutrition du corps.

Les Graisses malsaines :

Maintenant que vous connaissez les bonnes graisses, nous arrivons maintenant à ce que votre alimentation déguise en bonne santé: **les graisses trans artificielles**, les graisses produites artificiellement.

Les gras trans se forment lorsque des molécules d'hydrogène sont pompées dans des huiles végétales. Ce processus d'hydrogénation produit une graisse plus ferme qui devient moins rance, prolongeant la durée de conservation des aliments transformés.

Des études démontrent que les gras trans ont les effets négatifs suivants :

- Augmente considérablement le risque de maladie cardiaque ;

- Provoque une inflammation dans le corps ;

- Peut endommager les vaisseaux sanguins ;

- Favorise la résistance à l'insuline et le diabète de type 2 ;

Les gras trans se retrouvent dans tous les aliments transformés tels que les pizzas surgelées, les plats préparés, les biscuits secs, les craquelins, les pâtisseries, les sucreries et les gâteaux. Les fabricants de produits alimentaires doivent inscrire les gras trans en grammes (g) sur les étiquettes. Cependant, gardez à l'esprit que certains aliments contiennent 0,5 g de gras trans 0 ou sans gras trans. Au lieu de faire attention aux grammes, vérifiez les listes d'ingrédients et évitez les aliments avec les mots "hydrogénés" ou "partiellement hydrogénés".

Le gras Trans :

Les graisses trans, industrielles, non naturelles sont les gras trans sont des huiles liquides qui sont bombardées d'hydrogène pour rester solides à la température ambiante.

Les acides gras trans sont présents à la fois naturellement dans le rumen des ruminants ou en tant que sous-produits de processus industriels, tels que le durcissement des graisses, le raffinage des huiles ou la friture des aliments.

En conséquence, **les acides gras trans** se retrouvent **dans les aliments transformés** contenant des graisses partiellement hydrogénées, dans les aliments frits, mais également en petites quantités dans le lait et les produits carnés. On les trouve dans de nombreux aliments transformés et principalement frits tels que les frites, les pommes de terre et les frites.

Les gras trans augmentent le cholestérol total et le LDL (mauvais cholestérol) et abaissent le HDL (le bon cholestérol).

Les acides gras trans ont un effet négatif sur divers facteurs du métabolisme des lipides. Par conséquent, en Allemagne, la recommandation de la Société allemande de nutrition de limiter l'apport en acides gras trans à 1% de l'apport énergétique quotidien.

Alors qu'au Canada et aux États-Unis, la teneur en acides gras trans par portion doit être spécifiée, l'**étiquetage des acides gras trans dans l'Union Européen n'est pas autorisé en** vertu du **règlement sur** les **informations relatives** aux aliments. Il existe une limite seuil pour les acides gras trans dans l'UE uniquement pour les préparations pour nourrissons et les préparations de suite et l'huile d'olive.

Toutefois, certains États ont établi leurs propres limites, notamment le Danemark, où les produits fabriqués industriellement **ne** peuvent contenir **plus de 2 grammes d'acides gras trans pour 100 grammes de graisse**. En Allemagne, toutefois, l'industrie alimentaire allemande et le ministère fédéral de l'Alimentation et de l'Agriculture ont pris l'initiative de **réduire les acides gras trans dans les aliments**, avec des directives appropriées et des directives relatives aux produits.

La capacité **de détecter** la **teneur en acides gras trans des aliments** est très limitée. Seule la mention "x-oil, partiellement durcie" dans la liste des ingrédients des aliments préemballés indique la **présence d'acides gras trans**. Sinon, seuls les aliments riches en acides gras trans restent à éviter.

Les pionniers sont les pâtisseries grasses telles que les **beignets** ou les **beignets**, mais aussi les produits de restauration rapide, les pâtisseries glacées, les biscuits, les aliments frits et les pâtes à tartiner en font partie.

Les résultats de la surveillance des aliments montrent toutefois de grandes variations dans les niveaux d'acides gras trans au sein des différents groupes d'aliments. Ainsi, les fabricants sont priés de réduire les quantités d'aliments en utilisant des technologies appropriées et des huiles et graisses trans à faible teneur en matière grasse dans la production d'aliments gras, de pâtes à tartiner et d'aliments frits.

Résumé : Les acides gras trans ont un effet négatif sur divers facteurs du métabolisme des lipides. Ce sont les "mauvaises graisses" et doivent être évités autant que possible. Aliments contenant des acides gras trans à éviter: aliments contenant des acides gras partiellement hydrogénés, aliments frits, petites quantités de produits laitiers et de viande, aliments gras tels que beignets ou beignets, produits de restauration rapide, pâtisseries glacées, biscuits secs, aliments frits et pâtes à tartiner.

Les oméga-6 acides gras.

La plupart d'entre nous n'ont pas de problème à obtenir suffisamment d'oméga-6 dans notre alimentation. Les acides gras oméga-6 se trouvent dans les huiles végétales et de nombreux autres aliments. Le rapport entre oméga-6 et oméga-3 dans le régime alimentaire occidental typique est d'environ 10 à 1. Certaines recherches suggèrent qu'un rapport de 2 à 1 et de 4 à 1 réduit le risque de décès par maladie cardiaque.

La question de savoir si **les acides gras oméga-6 peuvent être nocifs pour le cœur** a fait l'objet d'une certaine controverse. Cependant, des études montrent que tant que vous mangez des oméga-6 au lieu de gras saturés ou trans et que vous augmentez votre apport en oméga-3, c'est bon pour votre cœur.

Les façons de consommer plus de graisses saines.

- Utilisez de la purée d'avocat comme trempette et pour les salades

- Ajoutez du beurre de noix à votre smoothie

- Huile d'olive et vinaigre balsamique en vinaigrette

- Prenez des graines de lin ou des noix pour vos salades et vos yaourts

- Ajoutez des olives noires à vos œufs brouillés ou à votre salade

- Commandez le plateau de fromages en apéritif

- Saumon ou truite avec des légumes frais pour le dîner

- Grignoter du chocolat noir en guise de dessert (teneur en cacao supérieure à 80%)

- Repas rapide: choux de Bruxelles ou brocoli avec œufs au plat

- Mettez du beurre sur les légumes cuits

- Prenez une poignée d'amandes ou un avocat au lieu de chips

- Utilisez de l'huile d'olive ou de coco pour la cuisson

Une astuce pour savoir quelles sont les graisses saines consiste à examiner de plus près l'emballage et le traitement. Les aliments pré-emballés et transformés ont tendance à avoir de mauvaises graisses. Alors que les aliments frais et non transformés ont tendance à contenir de bonnes graisses.

Manger et boire plus de graisse.

La graisse a la réputation d'un clown de classe. Un fauteur de troubles typique. Par rapport aux deux autres macronutriments de notre régime alimentaire - les glucides et les protéines -, nous levons les sourcils lorsque nous entendons le mot "graisse". Mais la mauvaise réputation de la graisse n'est pas justifiée et provient de décennies d'informations trompeuses ou confuses dans l'industrie alimentaire.

Les graisses jouent un rôle important dans l'absorption des vitamines A, D, E, K, renforcent notre système immunitaire, régulent la température corporelle, structurent les membranes cellulaires et influent sur plusieurs fonctions biologiques bénéfiques pour la santé.

La graisse est un nutriment essentiel dont nous avons besoin pour survivre, mais toutes les graisses ne sont pas identiques. Tant que nous **évitons les gras trans artificiels**, comme dans les aliments frits et les pâtisseries, nous pouvons utiliser le reste des graisses saines pour nous fournir de l'énergie et du pouvoir.

Si vous essayez de perdre du poids ou de garder votre poids actuel, la graisse peut aider. Mais cela ne signifie pas que vous ne devriez manger que des graisses. Consommer trop de graisse peut entraîner une prise de poids, car la graisse est riche en calories par rapport aux autres macronutriments.

Chaque gramme de graisse contient 9 calories. Les glucides et les protéines contiennent chacun 4 calories par gramme.

En fin de compte, le contrôle du poids repose sur l'essentiel: une alimentation équilibrée et suffisamment d'exercice.

La Grippe cétogène: La procédure à suivre.

Quand vous commence un régime cétogène, vous allez probablement sentir la fatigue et vous aurez mal à la tête et... ne vous inquiétez pas, ce sont les symptômes de la grippe cétonique. Si je peux parler de cet état de souffrance je peux le résume comme suite : Vous vous sentez fatigué et vous avez le vertige. Vous avez envie de sucre, de pain, de pâtes et votre esprit s'égare comme un fou...et oui ne sont que les combines de votre cerveau qui vous joue des rôles pour avoir sa dose de sucre. Alors votre nouvelle façon de manger vous procurera ce sentiment moche et la soi-disant grippe Keto. La perte soudaine de glucides peut-être la raison pour laquelle vous ne pouvez pas vous concentrer sur cette phrase. Soit dit en passant, ces symptômes de la grippe céto se retrouvent également dans les régimes pauvres en glucides ou en paléo, si votre régime contient trop de glucides. Dans cette partie du livre, nous vous expliquerons ce qu'est exactement la grippe cétonique, combien de temps vous devrez traiter ses symptômes et, bien sûr, comment y remédier.

Quelle est la grippe céto?

Les soi-disant "grippe cétonique" sont des symptômes pseudo-grippaux que vous rencontrez lorsque vous commencez un régime pauvre en glucides . Votre corps est habitué à utiliser des glucides comme source d'énergie primaire. Ces symptômes de la céto-grippe sont dus au fait que votre corps est trop habitué à recevoir des glucides provenant des aliments. Si vous arrêtez de consommer des glucides et que vous ne conservez plus que des aliments cétogènes, votre régime ne prendra que quelques jours.

Certaines personnes expliquent les symptômes de la grippe céto à cause du sevrage des glucides (semblable à la toxicomanie). Et en effet, il y a des **études** qui montrent que le sucre (qui n'est que des glucides) peut entraîner une dépendance à la drogue. Mais vous n'avez pas besoin de paniquer si vous pensez que vous avez une grippe céto. J'ai répertorié quelques conseils utiles pour traiter grippe de Keto dans ce chapitre de livre. Cette astuce vous permet d

e réduire considérablement ses symptômes et ses effets.

Quels sont les signes de la grippe céto?

Si vous venez de commencer un régime pauvre en glucides ou cétogène, vous pouvez ressentir les symptômes suivants de la grippe cétonique :

- ✔ Fatigue
- ✔ L'envie de sucre
- ✔ L'insouciance
- ✔ Des problèmes de concentration (brouillard cérébral).
- ✔ De légères nausées
- ✔ Des difficultés à s'endormir
- ✔ Irritabilité
- ✔ Un estomac sensible

Combien de temps dure une grippe céto ?

C'est difficile à dire car cela varie d'une personne à l'autre. En général, les symptômes pseudo-grippaux sont les plus graves chez la plupart des gens au cours de la première semaine d'un régime cétogène. Vous pouvez mesurer votre corps cétonique et cétonique pour déterminer votre valeur en cétone. Mais en gros, les 3 à 6 premiers jours de votre régime alimentaire faible en glucides sont les jours où les signes de céto-grippe sont probablement les plus évidents.

Certaines personnes disent qu'elles présentent encore des symptômes de la grippe céto au cours de la deuxième semaine. Certaines personnes signalent même une grippe Keto de 3 à 5 semaines. Comme vous pouvez le constater, cela varie d'une personne à l'autre. En règle générale, la fatigue, les maux de tête et les envies de sucre disparaîtront après une semaine sans glucides. Il est important de ne pas trop consommer les glucides pendant les premiers jours.

Si vous n'avez pas encore commencé votre régime cétogène, ne soyez pas rebutés. Toutes les personnes ne subissent pas les mêmes effets négatifs de la grippe céto et leur durée de vie est souvent très courte. Au début de mon régime cétogène, j'avais un léger mal de tête les 3e et 4e jours, c'était tout.

Alors ne devenez pas fou et essayez-le vous-même. Vous serez surpris par les nombreux avantages d'un régime cétogène. Bien sûr, il existe également quelques astuces pour raccourcir la grippe céto.

Je vous expliquerai comment combiner bon nombre de ces conseils dans une boisson simple pour soulager votre grippe cétogène ou faible en glucides. Voici 6 façons simples de guérir les symptômes :

1. Manger plus de graisse : Manger plus de graisses saines est l'un des moyens les plus faciles de lutter contre les symptômes de la céto-grippe. Votre corps a toujours besoin d'énergie et, comme il ne tire plus son énergie du sucre et des autres glucides, il a besoin d'énergie des graisses . Mangez donc beaucoup de graisses saines comme l'huile de noix de coco, l'huile d'olive, le ghee, le suif, le saindoux, les avocats, les olives et d'autres aliments cétogènes. De toute façon, pour contracter une cétose, vous devez manger beaucoup de graisses (environ 70 à 80% de vos calories quotidiennes devraient provenir des graisses). En outre, l'ajout d'huile de MCT à votre régime cétogène peut vous aider à augmenter la production de corps cétoniques, ce qui aidera votre cerveau à se sentir mieux.

2. Manger plus de calories : Lorsque vous commencez un régime cétogène avec très peu de glucides, il arrive souvent que vous ne mangiez pas assez. Surtout si vous combinez votre régime cétogène avec un jeûne régulier (une combinaison imbattable pour votre santé!), Vous consommez souvent trop peu de nourriture - sans que vous vous en rendiez compte. La plupart des gens éliminent simplement les aliments très riches en glucides de leur régime sans augmenter les autres macronutriments comme les protéines et les lipides. Beaucoup de gens sont également confus quant à ce qu'ils peuvent manger avec un régime alimentaire faible en glucides ou cétogène. Ils sont tellement habitués à remplir leurs assiettes de pâtes, de riz et de pain qu'ils ne savent même pas combien de temps la liste des aliments cétogènes est longue . Donc, si vous vous sentez mal et que vous présentez certains des symptômes céto-grippants, essayez de manger davantage .

3. Mangez un peu plus de bons glucides (surtout si vous faites beaucoup de sport) : Perdre votre consommation de glucides en une seule fois peut entraîner une perte de poids plus rapide . Il est un fait que vous ne perdrez pas de poids si vous ne vous en tenez pas au régime alimentaire pauvre en glucides ou cétogène. Votre priorité doit donc être de tout faire et de vous préparer à pouvoir suivre ce régime pendant longtemps. Les symptômes de la céto-grippe peuvent être un tournant tragique dans votre régime alimentaire où vous souhaitez tout gâcher. Alors essayez ces conseils pour lutter contre la grippe céto avant même qu'elle ne survienne. Réduisez lentement votre consommation de glucides et préparez-vous à un régime sans glucides. Si vous êtes très actif et faites beaucoup de sport, vous pouvez aussi manger un peu plus de glucides ces jours-ci. Au cours d'un entraînement intense, je peux personnellement prendre jusqu'à 80 g de glucides par jour tout en restant en cétose le lendemain.

4. Prendre plus de sel : Si vous consommez trop peu de glucides, votre taux d'insuline diminuera . Cela signifie que vous ne pouvez pas conserver autant de sodium dans votre corps qu'auparavant. Vous perdrez l'excès d'eau, en particulier au cours de la première semaine de votre régime alimentaire faible en glucides et cétogène. Pour contrer cette baisse de sel et de sodium, la solution simple consiste à ajouter un peu plus de sel à vos aliments. La carence en sodium est un gros problème. Si vous craignez de trop manger de sel, soyez rassuré, car en omettant tous les glucides transformés et les produits finis, vous consommez beaucoup moins de sel qu'auparavant (même le pain contient du sel). Une astuce très populaire à faible teneur en glucides et en cétone est le bouillon de légumes ou d'os. Une tasse de bouillon de légume ou de fractures vous fournira le sodium important et pourra soulager immédiatement vos symptômes de grippe cétonique.

5. Buvez plus d'eau : La déshydratation peut souvent causer des maux de tête, des nausées et de la fatigue. Il est donc important que vous buviez beaucoup d'eau pendant votre régime cétogène. Buvez du thé et du café. Ceux-ci ne contiennent pas de glucides. Mais évitez la limonade sucrée, le coca et les boissons pour sportifs sont presque entièrement à base de sucre et sont tabous!

6. Faire de sport (si vous le pouvez) : Un entraînement intense est probablement la dernière chose que vous voulez entendre quand vous souffrez des symptômes de grippe Keto. Mais des études ont montré que l'exercice et l'entraînement peuvent vous aider à devenir plus flexible sur le plan métabolique. La flexibilité métabolique signifie que votre corps peut basculer plus facilement entre les glucides et les corps cétoniques pour obtenir de l'énergie. En général, les personnes moins exposées aux symptômes de la céto-grippe sont plus flexibles sur le plan métabolique, car elles peuvent rapidement basculer vers les corps cétoniques en tant que source d'énergie lorsque les glucides ne sont plus absorbés.

Un truc simple pour combattre la grippe céto.

Un conseil bien connu en matière de faible teneur en glucides et en cétone est de diluer et de boire un cube de bouillon industriel dans de l'eau. Cela guérira la plupart des symptômes de la grippe céto. Ceci est principalement dû au sel supplémentaire que vous obtenez. Mais si vous avez déjà lu une liste d'ingrédients de bouillon cube, vous réfléchirez probablement à deux fois avant de choisir de manger ou de boire (la liste d'ingrédients se lit comme un cauchemar, peu importe la façon dont vous suivez l'alimentation ou le régime que vous suivez)! Donc, ma suggestion est de combiner les conseils les plus importants dans une seule boisson, de fabriquer vos propres bouillons d'os et d'ajouter du sel et des épices.

Voici une recette simple pour un bouillon fait maison. Tout ce dont vous avez besoin est une cocotte-minute. Il suffit de laisser mijoter la mijoteuse pour avoir un accès continu aux os pendant la première semaine de votre régime cétogène.

Les ingrédients :

- 1 kilo (ou plus) d'os (si possible en qualité biologique)

- 2 pieds de poulet pour la gélatine supplémentaire (facultatif)

- 1 oignon

- 2 carottes

- 2 branches de céleri

- 2 cuillères à soupe de vinaigre de cidre

- Facultatif: 1 bouquet de persil, 1 cuillère à soupe de sel de mer, 1 cuillère à café de grains de poivre, d'autres herbes ou épices à votre goût. J'ajoute également 2 gousses d'ail pendant les 30 dernières minutes.

Vous aurez également besoin d'une grande casserole pour cuire le bouillon et d'un tamis pour retirer les morceaux une fois cuits.

La préparation :

1. Si vous utilisez des os bruts (en particulier des os de bovins), placez-les d'abord pendant environ 30 minutes à 180 degrés (chaleur du haut et du bas) sur une plaque à pâtisserie du four préchauffé. Cela améliore le goût de votre bouillon d'os.

2. Ensuite, mettez les os dans une grande marmite. Mettez les os dans la casserole et versez-y assez d'eau froide jusqu'à ce que les os soient recouverts. Ajoutez le vinaigre. Laisser reposer dans de l'eau fraîche pendant 20 à 30 minutes. L'acide aide à rendre les nutriments dans les os plus disponibles.

3. Lavez et hachez les légumes et ajoutez-les à la casserole (sauf le persil et l'ail si vous l'utilisez). Ajoutez du sel, du poivre, des épices ou des herbes.

4. Maintenant, faites bouillir le bouillon. Quand il bout vigoureusement, le réduire à ébullition et laisser mijoter pendant plusieurs heures jusqu'à ce qu'il soit cuit.

5. Pendant les premières heures de cuisson, vous devrez de temps en temps enlever les dépôts de surface. Il forme une couche mousseuse qui peut facilement être enlevée avec une grande cuillère. Il suffit de jeter cette couche. Normalement, je vérifie cela toutes les 30 minutes pendant les 2 premières heures et enlève la couche qui est lavée à la surface. Les os d'animaux biologiques nécessiteront une élimination beaucoup moins importante que les os d'animaux conventionnels.

6. Ajouter l'ail et le persil pendant les 30 dernières minutes.

7. Après environ 8 heures, laisser mijoter le feu et laisser refroidir légèrement. Tamisez avec un tamis en métal fin pour éliminer toutes les parties d'os et de légumes. Une fois le liquide refroidi, conservez-le au réfrigérateur pendant 5 jours ou congelez-le simplement pour une utilisation ultérieure.

Conseils pour préparer un bouillon: La première étape dans la fabrication du bouillon consiste à collecter des os de haute qualité. Comme je l'ai dit, vous pouvez les ramasser et récupérer tous les os qui proviennent de la préparation de vos autres repas. Comme je cuisine du poulet au moins une fois par semaine, je garde les os pour faire du bouillon.

Conclusion :

Bien que les symptômes de la grippe céto (ou grippe basse en glucides) puissent parfois être assez gênants et inconfortables, ils en valent vraiment la peine! La plupart des gens subissent une perte de poids sans précédent après les étapes initiales, mais également beaucoup plus de concentration, plus d'énergie, moins de ballonnements, moins de problèmes de digestion et une foule d'autres avantages que nous aimons beaucoup avec le Biohacking . Mais comme je l'ai mentionné ci-dessus, le régime cétogène ne fonctionne que si vous vous en tenez à lui et ne pas abandonner après quelques jours. Si vous trouvez que les symptômes sont insupportables, incorporez des glucides légèrement plus sains, comme des patates douces et d'autres légumes, ou des fruits dans votre alimentation. Et si vous avez déjà eu un jour de triche imprévue ou si vous vous êtes affaibli sur un chocolat... Ce n'est pas une raison pour désespérer. Juste rattraper le lendemain et recommencer. Ce n'est que votre chemin vers une meilleure santé.

Profitez de votre nouveau régime et avec les conseils de ce livre, vous survivrez facilement à la grippe Keto.

Guide du débutant : Entrer dans un état de cétose.

Avec ces 9 céto-conseils importants, vous pouvez entrer rapidement dans la cétose. Des intervalles de jeûne aux glucides cachés, ces conseils de céto vous prépareront dès le premier jour au succès de votre régime cétogène. Composé selon les normes scientifiques les plus strictes, testé par des experts et prouvé par des études en cours.

Comme je l'avais déjà dit, le régime cétogène est un régime riche en glucides et en matières grasses qui est non seulement très efficace pour perdre de la graisse corporelle, mais offre également plusieurs avantages pour la santé, de la perte de poids à la clarté mentale en passant par une inflammation moins intense. Entrer dans un état de cétose signifie que votre corps est en train de passer de l'utilisation du glucose des glucides comme carburant à la graisse comme carburant. Mais entrer dans un état de cétose peut demander de la patience et de la planification. Le plus gros défi pour débuter avec le régime cétogène est de survivre pendant les premières semaines - également appelée phase d'ajustement lipidique ou céto-ajustement. Dans ce chapitre, vous apprendrez quelques conseils de base sur la céto qui faciliteront votre régime cétogène et vous aideront à contracter la cétose et à y rester.

Les recommandations de base pour Keto.

Avant de passer en revue les outils et astuces essentiels en matière de nutrition cétogène, il convient de garder quelques conseils de base sur la céto. Maîtrisez-les d'abord, puis passez aux 9 conseils céto indispensables ci-dessous.

1. Comprendre ce qu'est le keto et ce qui ne l'est pas

Plutôt que de vous fier uniquement à ce qu'un ami ou un collègue vous a dit à propos du régime céto, il est important de faire vos propres recherches. Voici un bref résumé de ce qu'est le régime cétogène:

- Le but d'un régime cétogène est d'atteindre un état métabolique de la cétose.

- La cétose est une condition dans laquelle votre corps dépend de la graisse pour gagner de l'énergie, y compris de la graisse corporelle stockée, au lieu du glucose des hydrates de carbone.

- Pour atteindre l'état de cétose, vous devez limiter votre consommation de glucides (total des glucides, moins les fibres) à 20-30 g par jour tout en augmentant l'apport en graisses dans votre alimentation.

Malgré ce que vous avez pu entendre, vous n'avez pas à manger de la graisse exclusivement chez Keto. Keto n'est pas (nécessairement) un régime riche en graisses et en protéines tel que le régime Atkins.

Au lieu de cela, il s'agit d'un régime alimentaire à très faible teneur en glucides qui ne se limite pas nécessairement les protéines ou les lipides, bien que la plupart des amateurs de céto s'en tiennent au rapport de macronutriments suivant:

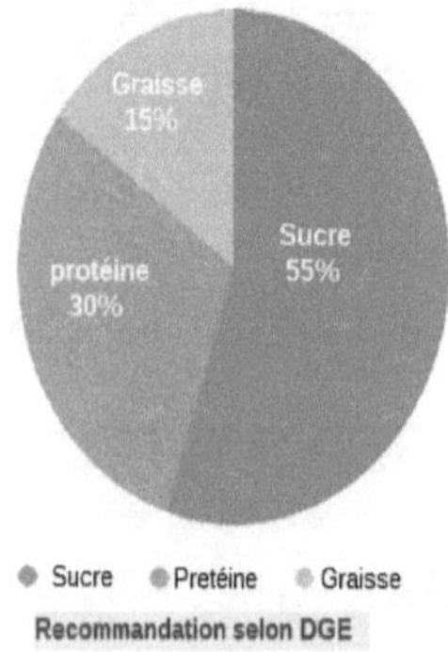

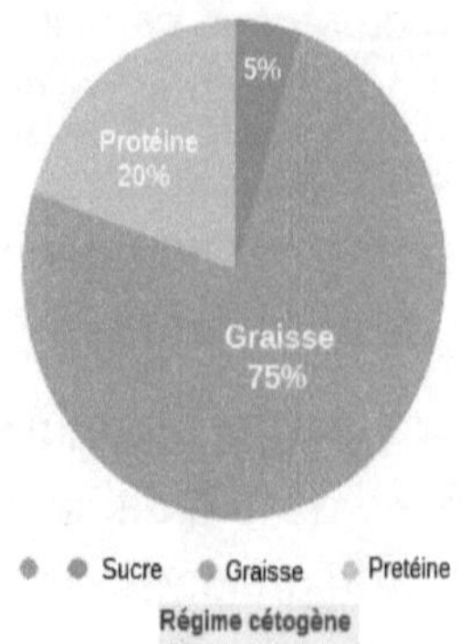

- 70-80% de matières grasses saines, telles que l'huile de noix de coco, l'huile de MCT, l'huile d'olive et les avocats

- 20-25% de protéines de viande, d'œufs et de poisson pêchés sauvages biologiques

- 5-10% de glucides provenant de légumes à faible teneur en glucides

Si vous commencez juste un régime cétogène, il existe un conseil que vous ne devriez pas négliger: déterminer vos besoins individuels en glucides en fonction de vos objectifs et de votre niveau d'activité.

2. Calculez vos besoins en macronutriments.

Une erreur commune de nombreux débutants en céto est de suivre les directives générales pour manger 20 grammes de glucides par jour. Une telle stratégie peut fonctionner au début, mais peut éventuellement entraîner des effets secondaires indésirables tels que la fatigue ou la suralimentation. Il se peut que vous ayez besoin de plus ou moins de glucides pour atteindre vos objectifs. Une personne qui fait beaucoup de sport ou qui est très active la journée au travail peut manger plus de glucides à Keto qu'une personne qui exerce un style de vie sédentaire.

Au lieu de cela, vous devez identifier vos besoins personnels en macronutriments et connaître la quantité exacte de lipides, de glucides et de protéines dont votre corps a besoin pour soutenir vos objectifs et votre style de vie.

Le moyen le plus simple et le plus efficace de conserver vos macarons cibles est de préparer autant de plats à base de céto que possible. La préparation et la patience sont la clé du succès lors du premier démarrage en céto. Mais avant de vous rendre directement au supermarché, vous devez prendre un autre pas fondamental.

3. Déterminez votre objectif, votre "pourquoi" personnel

S'engager dans la cétose nécessite un engagement. C'est donc une bonne idée de s'asseoir et de connaître votre engagement et pourquoi vous voulez essayer cette nouvelle façon de manger. Voulez-vous avoir plus d'énergie avec le régime cétogène pour jouer avec vos enfants? Ou est-ce important pour toi de pouvoir mieux te concentrer au travail? Ou voulez-vous perdre du poids avec céto et obtenir le chiffre souhaité ? Ou peut-être êtes-vous enfin prêt à prendre votre santé en main?

Au lieu de vous concentrer sur des objectifs superficiels tels que "perdre 5 kilos", vous devez absolument en trouver la raison. De cette façon, vous pouvez comprendre votre "pourquoi" et rester discipliné avec votre régime cétogène lorsque vous ne prenez pas de collation céto ou que les symptômes de la grippe cétonique vous rendent la vie difficile. Heureusement, il existe 9 astuces céto efficaces qui vous aideront à faire la transition vers la cétose.

Le régime céto ne doit pas nécessairement être compliqué, mais il peut nécessiter une certaine préparation. Utilisez les conseils de céto de base suivante et vous serez sur votre chemin pour plus d'énergie, une perte de graisse, une clarté mentale et tous les avantages pour la santé du régime alimentaire faible en glucides et en gras.

1: Surveillez les glucides cachés

Les glucides sont partout. Des vinaigrettes aux sauces et à la viande panée - farines et épaississants riches en glucides se cachent partout. La meilleure chose que vous puissiez faire lorsque vous débutez céto est la suivante:

- **Lisez toujours les informations nutritionnelles et la liste des ingrédients:** Ne présumez pas que vous connaissez la quantité de glucides ou que vous pouvez les estimer. Vérifiez toujours la liste des ingrédients et les informations nutritionnelles d'un aliment. Et s'il n'est pas étiqueté, comme une citrouille ou une banane, googlez le nom de l'aliment + la teneur en glucides.

- **Keto-snacks:** Choisissez des collations à faible teneur en glucides, contenant des ingrédients de haute qualité et riches en nutriments, et gardez-les à portée de main dès que la faim vous envahit.

- **Pensez également à suivre vos glucides:** cela vous aidera beaucoup à suivre vos aliments la première semaine et à garder une trace de ce que vous mangez. Vous pouvez ainsi avoir une idée de combien d'aliments contiennent combien de glucides et quels repas vous pouvez manger pour ne pas absorber plus de 20 à 50 grammes de glucides par jour. L'application gratuite " myfitnesspal " est idéale pour cela.

Même une petite quantité de glucides peut augmenter votre glycémie, augmenter votre taux d'insuline et vous débarrasser de la cétose.

2: Buvez beaucoup d'eau et d'électrolytes.

Lorsque votre corps commence à développer une cétose, il épuisera ses réserves de glycogène. Cela signifie que votre corps libère et "rince" le glucose stocké. Vous constaterez alors que vous devez aller plus souvent aux toilettes car votre corps a plus d'eau à excréter. Cet effet diurétique est transitoire, mais il augmente le risque de déshydratation pendant les premières semaines d'un régime cétogène. Et avec une miction excessive, vous perdez également des électrolytes et des minéraux importants. Une perte d'électrolyte et d'eau peut provoquer des maux de tête et des douleurs musculaires, deux symptômes du keto-flu.

Pour éviter cela, buvez beaucoup d'eau à mesure que vous entrez dans la cétose et remplacez les électrolytes perdus par un complément minéral ciblé ou en ajoutant du sel de mer à votre eau. Un très bon moyen d'équilibrer la perte en électrolytes et en minéraux consiste à boire du bouillon d'os pendant un régime cétogène.

3: Faites le jeûne intermittent.

De nombreuses personnes utilisent le jeûne ou le jeûne intermittent (jeûne par intervalles) pour contracter la cétose plus rapidement. La restriction calorique vous aide à brûler plus rapidement vos réserves de glycogène, ce qui peut entraîner une transition plus rapide et moins de symptômes de cétogrammes. Le jeûne intermittent est une excellente option pour beaucoup de gens qui ne veulent pas faire de jeûne à long terme ou pour qui il est hors de question de renoncer à la nourriture pour une durée plus longue. Le jeûne par intervalles vous permet de choisir une période de jeûne de 8, 12 ou 16 heures - et oui, le sommeil compte pour le jeûne. Pour commencer le jeûne intermittent, essayez de jeûner pendant 8 à 10 heures entre le dîner et le petit - déjeuner le lendemain. Lorsque votre corps s'ajuste, vous pouvez augmenter la durée de jeûne à 12-18 heures.

4: Bougez plus et faites du sport.

Durant la première semaine d'un régime cétogène, vous présenterez probablement certains symptômes de la grippe céto, tels que maux de tête, douleurs musculaires ou moins d'énergie. Au lieu de ramper dans votre lit, essayez de vous dépasser et de faire du sport ou de l'exercice. Un léger mouvement peut réellement aider à la transition vers la cétose en vous aidant à brûler rapidement les réserves de glycogène. Des exercices tels que le jogging, la natation ou le yoga feront bouger votre sang sans perdre votre énergie. Et une fois que vous êtes complètement cétosique (après 2-3 semaines), vous pouvez augmenter l'intensité de vos exercices. Vous remarquerez peut-être même une amélioration de votre énergie et de vos performances physiques.

5: Ne pas manger des glucides "malsains".

Le régime cétogène limite considérablement votre consommation de glucides. Mais cela ne signifie pas que vous devez prendre votre apport quotidien en glucides avec un seul repas sucré ou un morceau de pain. Cela s'appelle "Dirty Keto". Il s'agit de manger autant d'aliments de qualité inférieure que vous le souhaitez, tant que vous respectez ses ratios de macronutriments. Mais ce n'est pas une si bonne idée.

Les aliments céto «malsains» contenant des glucides sont souvent fabriqués à partir de viandes et de saucisses transformées et de très peu d'aliments riches en nutriments. Bien que techniquement, ils soient conformes aux directives relatives aux cétones et contiennent peu de glucides, ils sont terribles pour vous et vous ne devriez en consommer que de petites quantités, voire pas du tout. Cela inclut tous les aliments transformés tels que les saucisses, le salami, les produits finis, etc. Choisissez plutôt des aliments naturels riches en nutriments qui favorisent votre santé et votre corps. Et même si une bonne alimentation et de l'exercice sont des pierres angulaires de votre parcours céto, vous ne pourrez pas atteindre votre plein potentiel céto si vous ne tenez pas compte de ces deux conseils.

6: Gardez votre niveau de stress bas.

Trop de stress et de stress chronique affecte le corps au niveau biologique. Un taux élevé de cortisone (la principale hormone du stress) peut interférer avec la production d'hormones sexuelles et il a été démontré que ce produit augmentait le poids. Alors, lorsque vous apportez ces ajustements à votre alimentation et à votre niveau d'activité, n'oubliez pas de vous concentrer sur la réduction de votre niveau de stress, à la maison comme au travail.

Écrire un journal, le yoga et la méditation sont des moyens simples et sans effort de réduire le stress à long terme. Ces activités peuvent également vous assurer que vous suivez également ce prochain conseil.

7: Assurer un sommeil réparateur.

Une mauvaise qualité de sommeil ou un manque de sommeil peut déséquilibrer vos hormones et rendre plus difficile pour vous de perdre du poids avec céto et d'éviter les fringales. Mettez l'accent sur une routine du soir optimale pour mieux dormir :

- Évitez tous les écrans et la lumière bleue artificielle pendant au moins une heure avant d'aller au lit.

- Dormez dans une pièce complètement sombre.

- Assurez-vous que votre chambre à coucher est fraîche, environ 15-18°C.

- S'en tenir à des heures fixes au coucher et se lever.

- Assurez-vous de dormir au moins 7 heures par nuit .

Commencez à mettre en œuvre ces changements simples et vous obtiendrez non seulement plus de sommeil, mais également une meilleure qualité de sommeil. Et cela signifie moins de soif de sucre et plus d'énergie pendant la journée.

8: Utiliser l'huile MCT.

Les «MCT (ou TCM)» sont des triglycérides à chaîne moyenne, une forme d'acide gras saturé qui présentent de nombreux avantages pour la santé, allant d'une amélioration des fonctions cognitives à une meilleure gestion du poids. L'huile de noix de coco est une excellente source de MCT, environ 62% à 65% des acides gras de l'huile de noix de coco sont des MCT, mais la « véritable » huile MCT est beaucoup plus concentrée.

L'huile TCM, que l'on retrouve entre autres dans l'huile de noix de coco et dans le beurre, est populaire depuis plusieurs années pour ses effets prétendus sur la perte de poids. Dernièrement, elle regagne en popularité, surtout auprès des partisans du régime cétogène. Une mode est le café Bullet Proof, qui consiste à ajouter du beurre et de l'huile TCM dans son café le matin dans le but de perdre du poids, d'augmenter le niveau d'énergie et d'améliorer la fonction du cerveau. Les huiles TCM sont utiles pour les gens qui souffrent de malabsorption et sont utilisés à des fins médicales, puisqu'ils sont métabolisés plus facilement par l'organisme comparativement aux autres gras. Puisque les gras TCM ont une chaîne plus courte (contiennent moins d'atomes de carbone), ils sont dégradés et absorbés plus rapidement que les gras à chaine longue. Ils procurent donc de l'énergie plus rapidement comparativement aux gras à chaine longue qui sont surtout entreposés après avoir été absorbés. La consommation d'huile TCM peut donc augmenter la capacité de l'organisme à utiliser les gras.

Vous devriez sérieusement envisager d'ajouter de l'huile de MCT à votre régime cétogène. Cela est particulièrement vrai si vous avez besoin d'un coup de pouce rapide d'énergie le matin. L'huile MCT peut être facilement consommée avec un café Bullet proof ou tout simplement dans votre café noir. L'huile de MCT est également un moyen facile d'augmenter vos niveaux de cétone pour aider votre corps à contracter la cétose plus rapidement. De nombreuses personnes signalent une augmentation de l'énergie et de la clarté mentale après avoir pris de l'huile de MCT. Les cétones peuvent également traverser directement la barrière hémato-encéphalique pour atteindre plus rapidement les cellules de votre cerveau. Ceci explique l'amélioration de la clarté mentale et de la réflexion. Les MCT ont été associés à la perte de poids dans plusieurs études :

- Les personnes en surpoids et obèses ont réussi à perdre du poids avec un régime alimentaire contenant de nombreux acides gras à chaîne moyenne (MCT) .

- Un régime riche en MCT peut réduire considérablement le poids et la graisse corporelle, même plus qu'un régime riche en triglycérides à longue chaîne.

La perte de poids réussie est en partie due au fait que les MCT aident à réduire l'appétit. Stimule le métabolisme. Un régime cétogène associé à l'huile de MCT peut vous fournir encore plus des avantages incroyables pour la santé de la cétose, car vous pouvez produire plus de cétones et ainsi entrer rapidement en cétose.

9: Mangez plus de graisse saine.

Si vous avez souvent besoin de glucides ou d'envie de sucreries lors de votre conversion en céto, essayez d'ajouter des graisses saines à votre alimentation. L'huile de MCT (triglycérides à chaîne moyenne), l'huile de noix de coco, les noix de macadamia et les acides gras d'avocat aident à calmer les fringales et à équilibrer la glycémie. Vous pouvez vous occuper de la restriction calorique et du suivi des repas plus tard. Lorsque vous passez au traitement de la cétose, l'objectif principal est de respecter les prescriptions en matière de céto, de limiter les glucides et de survivre pendant les premières semaines sans trop de cétogrammes.

Maigrir avec le régime Keto : les erreurs à éviter !

Le régime cétogène à faible teneur en glucides peut être un régime très efficace si vous essayez de perdre du poids. Mais certaines choses peuvent saboter vos efforts de perte de poids. Ce sont les raisons les plus courantes pour lesquelles vous ne perdez pas de poids avec le Keto. Le régime cétogène est un régime pauvre en glucides que beaucoup de gens utilisent pour perdre du poids et améliorer leur santé. Lorsque vous suivez un régime cétonique, les glucides sont généralement réduits à moins de 50 grammes de glucides nets par jour. Le régime cétogène a démontré de nombreux avantages pour la santé, allant de la perte de poids réussie à l'amélioration de la santé cardiaque et au contrôle de la glycémie. Cependant, pour tirer parti du régime céto, il doit être correctement mis en œuvre.

Dans cette partie de livre, je vous expliquerai les 8 raisons les plus courantes pouvant saboter votre perte de poids avec un régime alimentaire faible en glucides et en gras.

Pourquoi ne maigrissez-vous pas ?

Aujourd'hui, il faut plus d'erreurs dans un régime céto et les raisons typiques pour lesquelles votre régime cétogène peut ne pas réussir.

1. Vous mangez trop de glucides :

L'une des principales raisons pour lesquelles les gens ne maigrissent pas dans un régime cétogène est simplement parce qu'ils consomment encore trop de glucides. Afin d'atteindre l'état de cétose - un état métabolique dans lequel le corps brûle les graisses pour produire de l'énergie au lieu du glucose, l'apport en glucides doit être considérablement réduit. En fait, environ 5% du total des calories que vous consommez devraient provenir des glucides. Cela contraste vivement avec la recommandation alimentaire habituelle selon laquelle 45 à 65% des calories devraient provenir des glucides. Il est tout à fait normal d'avoir des difficultés à réduire les glucides lorsque vous commencez tout juste à vous adapter au régime cétogène.

Cependant, pour atteindre et maintenir la cétose, les glucides doivent être réduits à la plage recommandée. Pour atteindre vos objectifs, considérez le suivi de vos macronutriments via une application comme _myfitnesspal_ . Le suivi de votre consommation alimentaire peut vous aider à savoir combien de glucides contiennent certains aliments et combien de glucides vous pouvez avoir en une journée, en fonction de vos besoins en calories.

> **Résumé** : Pour perdre du poids avec un régime cétogène, les glucides doivent être réduits pour atteindre l'état de cétose et provoquer la combustion des graisses.

2. Vous ne mangez pas d'aliments riches en nutriments.

Quel que soit le régime suivi, la clé d'une perte de poids saine réside dans la consommation d'aliments entiers nutritifs . Manger des aliments fabriqués et transformés de manière industrielle peut nuire à votre perte de poids, même si ces aliments sont compatibles avec le kéto. Consommer des aliments tels que des barres de protéines, des desserts céto et d'autres aliments emballés entre les repas peut affecter vos efforts de perte de poids avec les calories supplémentaires qu'ils fournissent. En outre, manger trop de plats préparés, tels que des hot dogs et des fast-foods, peut ralentir la perte de poids lorsque les choses doivent aller vite. Ces aliments sont faibles en nutriments, ce qui signifie qu'ils contiennent beaucoup de calories mais peu de vitamines, de minéraux et d'antioxydants .

Pour optimiser l'apport en nutriments tout en maigrissant, limitez-vous aux aliments sains et non transformés. Par exemple, les produits laitiers gras, les œufs, le poisson, les pâturages, la volaille et les matières grasses saines telles que l'avocat, l'huile de noix de coco et l'huile d'olive sont de bons choix. Assurez-vous d'ajouter des légumes faibles en glucides non féculents tels que la laitue, le brocoli, les courgettes, le chou-fleur, les poivrons et les champignons à la vaisselle pour vous procurer des éléments nutritifs et des fibres .

> **Résumé :** Pour optimiser la perte de poids lors du maintien d'un régime cétogène, évitez de manger trop d'aliments transformés et concentrez-vous plutôt sur des plats et des collations contenant des ingrédients frais et sains.

3. Vous pouvez consommer trop de calories.

Lorsque vous essayez de perdre du poids, il est important de créer un déficit calorique. Cela peut être réalisé soit en réduisant le nombre de calories que vous consommez, soit en consommant plus de calories par une activité physique accrue. Si vous passez à un régime céto et ne faites pas attention à votre apport calorique, vous ne perdrez probablement pas de kilos ou de poids. Étant donné que de nombreux aliments adaptés aux céto, tels que les avocats, l'huile d'olive, les produits à base de lait entier et les noix, contiennent beaucoup de calories, il est important de ne pas en faire trop.

La plupart des gens se sentent plus satisfaits après avoir mangé des repas cétogènes et des collations en raison de la satiété de matières grasses et de protéines. Cependant, il est tout à fait possible de consommer trop de calories dans un régime cétogène en mangeant trop de portions ou en mangeant des aliments riches en calories toute la journée .Faire attention à la taille des portions, augmenter l'activité physique et grignoter entre les repas peuvent aider à créer le déficit calorique nécessaire à la perte de poids.

Résumé : Si vous suivez un régime pour perdre du poids, il est important de créer un déficit calorique pour favoriser la perte de poids. Réduire la taille des portions, limiter les collations entre les repas et plus d'exercice peut vous aider à perdre du poids.

4. Vous avez probablement un problème médical.

Le régime cétogène est un agent de perte de poids efficace. Cependant, si vous avez des problèmes de perte de poids à long terme et que vous faites le nécessaire, il est judicieux d'éliminer tous les problèmes médicaux susceptibles d'empêcher le succès de la perte de poids. L'hypothyroïdie, le syndrome des ovaires polykystiques (SOPK), le syndrome de Cushing, la dépression et l'hyperinsulinisme (taux élevés d'insuline) sont des problèmes médicaux pouvant conduire à une prise de poids et rendre difficile la perte de poids. Votre médecin peut éliminer ces conditions par le biais d'une série de tests. Si vous avez l'une des conditions ci-dessus, ne désespérez pas immédiatement. En gérant correctement la situation, y compris les médicaments, au besoin, et les changements de mode de vie et de régime, vous pouvez perdre du poids sainement et maintenir votre poids à long terme.

Résumé : Certaines maladies, telles que l'hypothyroïdie et la dépression, peuvent rendre difficile la perte de poids. Consultez votre médecin pour écarter tout problème médical sous-jacent si vous avez du mal à perdre du poids.

5. Vous avez des attentes irréalistes.

Il est tout à fait normal de vouloir obtenir des résultats rapides en matière de perte de poids lorsque vous suivez un nouveau plan d'alimentation. Mais il est également important de rappeler que la perte de poids peut varier d'une personne à l'autre. Bien que le régime cétogène, bien utilisé, puisse grandement vous aider à perdre du poids, le rythme auquel vous le perdez peut ne pas être extrêmement rapide - et c'est bien. De petits changements constants sont la clé d'une perte de poids réussie et saine.

Bien qu'il puisse être tentant d'atteindre des objectifs de perte de poids ambitieux, la plupart des experts recommandent une perte d'environ 0,5 à 1 kg par semaine (selon le poids). Sans oublier que lorsque vous complétez un nouvel entraînement qui implique l'haltérophilie, vous développez des muscles tout en perdant de la graisse. Bien que cela puisse entraîner une perte de poids plus lente, le développement de la masse musculaire et la réduction de la masse grasse sont bénéfiques pour la santé à bien des égards - hommes et femmes. Une masse musculaire plus importante - et moins de graisse corporelle - peut réduire le risque de maladie cardiaque et améliorer la santé des os. Plutôt que de vous fier à la balance, prenez des mesures hebdomadaires avec un ruban à mesurer vos bras, vos cuisses et votre taille pour suivre vos progrès.

> **Résumé :** Une perte de poids saine de 0,5 à 1 kg par semaine peut vous aider à rester sur la bonne voie et à maintenir votre perte de poids au fil du temps.

6. Vous mangez constamment des aliments riches en calories.

Le grignotage d'aliments sains peut être un moyen efficace de prévenir la faim entre les repas et de trop manger. Cependant, manger trop de collations cétogènes riches en calories telles que les noix, le beurre de noix, le fromage et la viande peut conduire à un plateau de perte de poids. Bien que ces collations soient moyennement saines, il est préférable de choisir des options faibles en calories si vous mangez plus d'une collation par jour. Des aliments tels que des légumes ou des protéines non féculents vous saturent pendant longtemps, sans calories supplémentaires. Des collations savoureuses telles que des branches de céleri et des tomates cerises trempées dans du guacamole ou un œuf à la coque avec des légumes hachés sont un excellent choix pour les personnes qui suivent un régime cétogène. De plus, l'ajout de légumes non féculents à votre régime alimentaire ajoutera une dose supplémentaire de fibres pouvant contribuer à maintenir votre système digestif en bonne santé, ce qui peut être particulièrement utile pour les personnes qui adoptent un régime céto pour la première fois.

Résumé : Choisissez des aliments faibles en calories et en calories qui vous garderont rassasiés pendant un long moment et qui ne vous feront pas prendre du poids.

7. Vous êtes stressé et ne dormez pas suffisamment.

Les recherches montrent que le stress, en particulier le stress chronique, et le manque de sommeil peuvent avoir un impact négatif sur la perte de poids. Lorsque votre corps est stressé, il produit des quantités excessives d'une hormone appelée cortisol . Des niveaux élevés de cortisol, communément appelés hormone de stress, peuvent encourager le corps à stocker de la graisse, en particulier dans la région abdominale. En outre, les personnes souffrant de stress chronique sont souvent sans sommeil, ce qui est également associé à un gain de poids. Des études suggèrent que la privation de sommeil affecte négativement les hormones régulant la faim, telles que la leptine et la ghréline, et provoque une augmentation de l'appétit. Vous pouvez réduire le stress et améliorer votre sommeil en essayant des techniques comme la méditation ou le yoga et en passant moins de temps sur des appareils électroniques, surtout le soir avant d'aller au lit.

Résumé : Le stress et le manque de sommeil peuvent avoir un impact négatif sur la perte de poids. Assurez-vous d'éviter et de réduire le stress et de dormir suffisamment.

8. Vous ne bougez pas assez ou ne faites pas de sport.

Faire plus d'activité physique dans votre vie quotidienne est crucial si vous essayez de perdre du poids avec un régime cétogène. En plus d'encourager la perte de graisse, l'exercice régulier chez Keto est bénéfique à votre santé de multiples façons. Par exemple, le sport réduit le risque de maladies chroniques telles que les maladies cardiaques, le diabète, la dépression, l'anxiété et l'obésité. L'activité physique non seulement brûle des calories, mais aide également à la construction musculaire, ce qui peut stimuler votre métabolisme en augmentant la quantité d'énergie brûlée au repos. Bien que commencer avec une routine d'entraînement puisse être difficile - en particulier pour ceux qui commencent tout juste à faire de l'exercice - il existe des moyens de vous aider à démarrer.

- Créer un programme d'entraînement et s'y tenir est la meilleure façon de promouvoir une habitude saine d'exercice.

- Fixez-vous un objectif de trois à quatre jours par semaine et choisissez le moment qui convient le mieux à votre vie quotidienne.

- Restez motivé en gardant un sac de sport dans votre voiture pour le travail après le travail ou en portant des vêtements d'entraînement avant d'aller au lit pour vous préparer à l'exercice du lendemain matin.

Résumé : L'exercice et l'exercice favorisent la santé de nombreuses façons et stimulent la perte de poids. Faites du sport une habitude en prenant votre temps pour quelques séances d'entraînement par semaine.

Conclusion : Le régime cétogène peut être un moyen efficace de perdre du poids et d'améliorer considérablement votre état de santé général. Cependant, il y a plusieurs raisons pour lesquelles certaines personnes n'atteignent pas les résultats souhaités. Manger trop de calories, le manque d'exercice, le stress chronique, les problèmes médicaux et le non-respect des régimes de macronutriments recommandés peuvent avoir un impact négatif sur la perte de poids céto .

Pour maximiser la perte de poids dans un régime cétogène, vous devez bien dormir, éviter ou réduire le stress, bouger plus et si possible consommer des aliments frais, nutritifs et à faible teneur en glucides.

Comment accélérer son métabolisme pour maigrir ?

Le métabolisme (y compris le métabolisme) est un terme qui décrit toutes les réactions chimiques dans votre corps. Ces réactions chimiques maintiennent votre corps en vie et le font fonctionner de manière optimale. Cependant, le mot "métabolisme" est également utilisé pour décrire le taux métabolique ou le nombre de calories que vous brûlez. Plus le métabolisme est rapide, plus vous brûlez de calories et plus il est facile de perdre du poids et de le conserver. Un métabolisme rapide peut également vous donner plus d'énergie et vous faire sentir mieux en général. Dans ce chapitre, nous vous montrerons 10 façons simples de stimuler votre métabolisme pour brûler plus de calories.

La mauvaise façon d'augmenter votre métabolisme !

Vous avez probablement lu beaucoup d'articles sur Internet et dans des magazines sur les moyens d'augmenter votre métabolisme. Beaucoup de ces options suggèrent de prendre un copieux petit-déjeuner ou plusieurs collations tout au long de la journée pour brûler plus de calories. Le problème avec ces méthodes est qu'elles augmentent simultanément votre métabolisme et votre apport calorique. En fait, ils augmentent plus votre apport calorique que votre métabolisme. Le résultat final est que vous prenez du poids sans perdre de poids. Il n'y a rien de mal à manger suffisamment de calories pendant la journée. Et vous ne devriez jamais avoir faim. Mais si vous voulez perdre du poids, vous devez utiliser des stratégies qui stimulent votre métabolisme et qui ne vous font pas manger plus. Et pour y parvenir vous devez d'abord éviter les erreurs qui peuvent ralentissent votre métabolisme.

Les erreurs qui ralentissent votre métabolisme

Un métabolisme rapide est essentiel pour perdre du poids et le maintenir en permanence. Nous vous expliquons les erreurs et les habitudes les plus courantes qui ralentissent votre métabolisme, ainsi que les moyens de l'éviter. Un métabolisme lent peut avoir un impact sur nos niveaux d'énergie quotidiens, notre digestion et notre capacité à perdre de la graisse. Un métabolisme rapide est donc important pour réussir à perdre du poids. Malheureusement, plusieurs erreurs de mode de vie peuvent ralentir votre métabolisme. Faire ces erreurs régulièrement peut rendre la perte de poids difficile et vous rendre plus enclin à prendre du poids. C'est pourquoi, dans cet article, nous discutons aujourd'hui des 6 erreurs les plus courantes pouvant ralentir votre métabolisme .

Un métabolisme lent peut avoir un impact sur nos niveaux d'énergie quotidiens, notre digestion et notre capacité à perdre de la graisse. Un métabolisme rapide est donc important pour réussir à perdre du poids. Malheureusement, plusieurs erreurs de mode de vie peuvent ralentir votre métabolisme. Faire ces erreurs régulièrement peut rendre la perte de poids difficile et vous rendre plus enclin à prendre du poids. C'est pourquoi, dans cet article, nous discutons aujourd'hui des 6 erreurs les plus courantes pouvant ralentir votre métabolisme .

1. Trop peu de calories à manger.

Manger trop peu de calories peut entraîner un fort ralentissement de votre métabolisme. Bien qu'un déficit calorique soit nécessaire à la perte de poids, il peut être contre-productif si votre apport calorique est trop faible. Lorsque vous réduisez considérablement votre apport calorique, votre corps sent que les aliments sont rares et réduit la vitesse à laquelle vous brûlez des calories. Des études contrôlées portant sur des personnes maigres et en surpoids ont confirmé que la consommation de **moins de 1000 calories** par jour pouvait avoir un impact significatif sur le métabolisme.

La plupart des études mesurent le repos, c'est-à-dire le nombre de calories brûlées pendant le repos. Cependant, certains mesurent également la consommation de calories pendant le repos et l'activité sur 24 heures, appelée dépense énergétique totale par jour.

Dans une étude, lorsque les femmes obèses consommaient 420 calories par jour pendant quatre à six mois, **leurs ventes au repos ralentissaient** considérablement. De plus, même après une augmentation de l'apport calorique, la puissance au repos est restée significativement plus faible au cours des cinq semaines suivantes qu'avant le régime.

Dans une autre étude, il a été demandé aux personnes obèses de consommer 890 calories par jour. Après trois mois, il a été constaté que le nombre total de calories brûlées chaque jour avait chuté de 633 calories en moyenne. Il semble que même si la restriction calorique est plus modérée, elle peut ralentir votre métabolisme.

Dans une étude de quatre jours menée auprès de 32 personnes, la puissance au repos chez les personnes consommant 1 114 calories par jour a ralenti deux fois plus vite que celle des personnes consommant 1 462 calories par jour. Cependant, la perte de poids était similaire pour les deux groupes.

Si vous souhaitez perdre du poids par restriction calorique, ne limitez pas votre apport calorique trop longtemps ou trop longtemps.

Résumé : l'ingestion de trop peu de calories sur une longue période ralentit le métabolisme, ce qui peut rendre plus difficile la perte de poids et son maintien.

2. Trop peu de protéines.

Consommer suffisamment de protéines est extrêmement important pour atteindre et maintenir un poids santé. Des études ont montré qu'un apport élevé en protéines favorise non seulement la satiété, mais augmente également de manière significative le taux de combustion des calories par l'organisme.

L'augmentation du métabolisme qui survient après la digestion s'appelle l'**effet thermique des aliments** (TEF). L'effet thermique des protéines est beaucoup plus important que celui des glucides ou des lipides.

En fait, il a été observé que le métabolisme est temporairement augmenté d'environ 20-30% lors de la consommation de protéines, contre 5-10% pour les glucides et 3% ou moins pour les lipides.

Bien que le métabolisme ralentisse inévitablement lors de la perte de poids et continue à être plus lent lors du maintien du poids, il a été prouvé qu'un apport en protéines plus élevé pouvait réduire cet effet au minimum. Dans une étude, les participants ont suivi un régime sur trois pour atteindre une perte de poids de 10 à 15%.

Le régime alimentaire à haute teneur en protéines réduisait la dépense énergétique totale quotidienne des participants de seulement 97 calories, contre 297 à 423 calories chez les personnes consommant moins de protéines.

Une autre étude a révélé que les humains devaient consommer **au moins 1,2 gramme de protéines par kilogramme de** poids corporel pour empêcher leur métabolisme de ralentir pendant et après la perte de poids.

Résumé : La protéine augmente plus le métabolisme que les glucides ou les lipides. L'augmentation de l'apport en protéines aide à prévenir le ralentissement du métabolisme pendant la perte de poids et à augmenter la combustion des graisses.

3. Mener une vie sédentaire.

Le jour entier à asseoir (par exemple dans le bureau) peut conduire à une réduction significative du nombre de calories que vous brûlez chaque jour. Malheureusement, beaucoup de gens ont un mode de vie et une profession qui se pratiquent principalement assis, ce qui peut avoir un impact négatif sur leur métabolisme et leur santé en général. Bien que l'exercice ou la pratique d'un sport puisse avoir un impact important sur le nombre de calories que vous brûlez, même des activités physiques de base telles que se lever de son bureau, nettoyer la maison et monter les escaliers peuvent vous aider à **stimuler** votre **métabolisme et à brûler plus de calories** . Ce type d'activité est appelé thermogenèse d'activité non-exercice (NEAT).

Une étude a révélé que l'exécution régulière d'un grand nombre d'activités NEAT pouvait brûler jusqu'à 2 000 calories supplémentaires par jour. Cependant, une augmentation aussi spectaculaire n'est pas réaliste pour la plupart des gens. Une autre étude a révélé que la télévision assise brûlait en moyenne 8% moins de calories que de travailler sur un ordinateur assis et en moyenne 16% de moins que la station debout.

Travailler sur un bureau debout ou simplement se lever régulièrement pour marcher **quelques** fois par jour peut aider à élever votre NEAT et à empêcher votre métabolisme de ralentir.

Résumé : Être inactif réduit le nombre de calories que vous brûlez pendant la journée. Essayez de minimiser la position assise et augmentez votre activité physique globale pendant la journée.

4. Pour obtenir un sommeil de mauvaise qualité.

Le sommeil est très important pour la santé. Prendre moins d'heures que nécessaire peut augmenter votre risque de développer un certain nombre de maladies, notamment les maladies cardiaques, le diabète et la dépression. Plusieurs études ont montré qu'un sommeil insuffisant peut également **réduire le métabolisme** et augmenter les chances de gain de poids. Une étude a révélé que les adultes en bonne santé qui ne dormaient que quatre heures par nuit pendant cinq nuits consécutives ont enregistré une baisse moyenne de 2,6% de leurs ventes au repos. La rotation des participants au repos est revenue à la normale après 12 heures de sommeil ininterrompu.

Le **manque de sommeil** est aggravé par le sommeil le jour plutôt que la nuit. Ce type de sommeil perturbe les rythmes circadiens de votre corps, ainsi que les modifications biologiques de votre corps qui se produisent en réponse à la lumière et aux ténèbres au cours d'un cycle de 24 heures. Une étude de cinq semaines a montré qu'une restriction de sommeil prolongée, associée à un trouble du rythme circadien, réduisait le volume de repos des participants de 8% en moyenne.

Résumé : Un sommeil adéquat et de bonne qualité et dormir la nuit plutôt que le jour peuvent aider à prévenir et même à accélérer un métabolisme lent.

5. Buvez des boissons sucrées.

Les boissons sucrées sont de loin les boissons les plus malsaines et les pires pour votre santé. Une consommation élevée de limonade, de cola et d'autres boissons sucrées est associée à toutes sortes de problèmes de santé, notamment la résistance à l'insuline, le diabète et l'obésité . La plupart des effets indésirables des boissons sucrées sont dues au **fructose**. Le sucre de table contient 50% de fructose, tandis que le sirop de maïs à haute teneur en fructose contient 55% de fructose. Les résultats d'une étude de 2012 indiquent qu'une **consommation** fréquente **de boissons sucrées** peut **ralentir** le **métabolisme**. Au cours de cet essai contrôlé de 12 semaines, les personnes en surpoids et obèses qui consommaient 25% de leurs calories provenant de boissons sucrées au fructose dans un régime de maintien du poids ont connu une baisse significative de leur métabolisme.

Malheureusement, peu d'études ont mesuré les effets néfastes d'un apport élevé en boissons sucrées sur le métabolisme. Des études chez l'animal et chez l'homme ont cependant montré qu'un **apport excessif en fructose favorise l'accumulation de graisses dans l'estomac et le foie**).

Résumé : Il a été démontré qu'une consommation élevée de boissons contenant du fructose ralentit le métabolisme et favorise le stockage des graisses dans l'estomac et le foie.

6. Trop peu d'entraînement en force.

La formation de poids est une excellente façon de garder votre métabolisme à ralentir. Il a été démontré que la musculation augmentait le métabolisme chez les personnes en bonne santé et les personnes souffrant de maladie cardiaque, d'obésité ou de surpoids.

L'entraînement en résistance augmente la masse musculaire, qui constitue une grande partie de la masse non grasse de votre corps. L'augmentation de la masse musculaire sans graisse augmente considérablement le nombre de calories brûlées au repos.

Heureusement, même une petite quantité d'entraînement en force semble augmenter la dépense énergétique. Dans une étude de six mois, les personnes ayant effectué un entraînement contre résistance de 11 minutes par jour, trois jours par semaine, ont vu leur volume de repos augmenter de 7,4% et en moyenne 125 calories supplémentaires brûlées par jour. En revanche, s'abstenir de faire de la musculation peut entraîner **une diminution** du **métabolisme**, en particulier lors d'une perte de poids et du vieillissement.

Résumé : l'entraînement en résistance augmente la masse musculaire et aide à maintenir le métabolisme pendant la perte de poids et le vieillissement. Un entraînement en force régulier aide à prévenir un métabolisme lent.

Conclusion :

- ➤ Certains comportements et habitudes de vie qui **ralentissent** le **métabolisme** peuvent entraîner une prise de poids au fil du temps.

- ➤ Il est préférable d'éviter ou de minimiser ces erreurs autant que possible.

- ➤ Heureusement, de nombreux facteurs peuvent stimuler votre métabolisme pour vous aider à perdre du poids sans le reprendre.

- ➢ Si vous êtes aux prises avec un métabolisme lent, faites un inventaire honnête de votre comportement et de vos habitudes.

- ➢ Si vous êtes coupable de l'un des péchés métaboliques ci-dessus, le moment est peut-être venu de procéder à des ajustements.

- ➢ Évitez les erreurs ci-dessus pour maintenir votre métabolisme à un niveau sain.

La bonne façon d'augmenter votre métabolisme.

Il existe des moyens simples d'augmenter votre métabolisme pour perdre du poids. Mais ces moyens n'incluent pas la consommation de super aliments spéciaux, la prise de suppléments ou la consommation de nombreux repas par jour. En fait, la meilleure stratégie pour brûler plus de calories est beaucoup plus facile: vous devez bouger plus sans manger plus. Suivez les conseils suivants dans votre vie quotidienne pour augmenter votre niveau d'énergie, stimuler votre métabolisme et accélérer votre perte de poids.

Des études ont démontré que ces moyens d'augmenter le métabolisme ont un effet prouvé sur la combustion des calories et le taux métabolique.

Les 10 façons pour stimuler votre métabolisme :

Maintenant, si vous vous demandez comment stimuler votre métabolisme, nous avons mis au point les moyens les plus simples et les plus simples d'allumer votre poêle à brûler les graisses pour que vous puissiez stimuler votre métabolisme et atteindre vos objectifs de perte de poids plus rapidement.

1. Mangez beaucoup de protéines à chaque repas.

Manger des aliments peut stimuler votre métabolisme pendant quelques heures. C'est ce qu'on appelle l'**effet thermique des aliments (TEF)**. Elle est causée par les calories supplémentaires nécessaires pour digérer, absorber et transformer les nutriments contenus dans les aliments. Les protéines entraînent la plus grande augmentation de la combustion de calories. Il **augmente votre métabolisme de 15-30%**, contre 5-10% pour les glucides et 0-3% pour les graisses. Il a également été démontré que la consommation de protéines vous permet de vous sentir rassasié plus longtemps et d'empêcher de trop manger.

Une petite étude a révélé qu'en moyenne, nous consommons environ 441 calories de moins par jour lorsque les protéines représentent 30% de l'alimentation.

Consommer plus de protéines peut également réduire la chute du taux métabolique, souvent associée à une perte de graisse corporelle. En effet, les protéines réduisent la perte musculaire, effet secondaire fréquent d'un régime amaigrissant.

Résumé : Manger plus de protéines peut stimuler le métabolisme et brûler plus de calories. Un repas riche en protéines peut également vous aider à manger moins, car il durera plus longtemps.

2. Buvez de l'eau froide.

Il a été démontré que les personnes qui ne boivent que de l'eau au lieu de boissons sucrées réussissent mieux à perdre du poids. Les boissons sucrées telles que le cola, la limonade, Fanta and Co. Contiennent en plus du sucre de nombreuses calories, de sorte que le remplacement par de l'eau **réduit** automatiquement l'**apport calorique** .

Des études ont montré que l'eau potable seule accélère temporairement le métabolisme. Plusieurs études contrôlées ont montré que boire 0,5 litre d'eau augmente le métabolisme de base et la combustion des calories **de 10 à 30%** pendant environ une heure. Cet effet de combustion des calories peut être encore plus important lorsque vous buvez **de l'eau froide**, car votre corps utilise l'énergie pour le réchauffer à la température du corps.

L'eau peut aussi aider à vous combler. Des études démontrent que boire de l'eau une demi-heure avant un repas peut aider à manger moins.

Une étude sur les adultes en surpoids a révélé que ceux qui buvaient un demi-litre d'eau avant les repas **perdaient 44% de poids de plus** que ceux qui n'en buvaient pas.

> **Résumé :** Boire de l'eau froide peut vous aider à perdre du poids et à maintenir votre poids. Il a été prouvé que l'eau froide augmente votre métabolisme et aide à vous rassasier avant les repas.

3. Faites un entraînement de haute intensité.

L'entraînement par intervalles à haute intensité (HIIT) comprend des séances de formation courtes et très intenses. Il peut vous aider à brûler plus de graisse par votre **augmentation du métabolisme**, même après la formation a pris fin. On pense que cet effet est plus important chez HIIT que dans les autres types de formation. En outre, il a été prouvé que les courtes séances d'entraînement intensif HIIT aident à brûler les graisses.

Une étude sur de jeunes hommes obèses a révélé que 12 semaines d'exercice de haute intensité **réduisaient la masse grasse de 2 kg et la graisse abdominale de 17%**.

Résumé: En modifiant vos routines d'exercice et en ajoutant quelques séances d'entraînement de haute intensité, vous pouvez stimuler votre métabolisme et vous aider à brûler plus de graisse, bien au-delà de l'entraînement.

4. Entraînement en force avec des poids.

Le muscle est métaboliquement plus actif que la graisse, et la construction musculaire peut aider à stimuler le métabolisme. Cela signifie que plus vous avez de muscle, plus vous dépensez de calories par jour, même au repos .

Le levage de musculation et de poids vous permet également d'obtenir les muscles et combattre le ralentissement du métabolisme qui peut se produire lors d'une perte de poids. Dans une étude, 48 femmes en surpoids ont été soumises à un régime de seulement 800 calories par jour, sans aucun exercice, aucun exercice d'aérobic ou de musculation.

Après le régime, les femmes qui faisaient de la musculation maintenaient leur masse musculaire, leur métabolisme et leur force. Les autres, en revanche, ont perdu du poids ainsi que de la masse musculaire et ont connu une diminution du métabolisme.

Résumé : Lever des poids est important pour la construction et le maintien des muscles. Plus vous avez de muscle, plus votre métabolisme est rapide et plus votre dépense de calories est grande.

5. Passez plus de temps debout

Trop de séance nuit à la santé .

Certains experts de la santé ont même qualifié la séance excessive de "nouveau tabagisme". Cela s'explique en partie par le fait que de longues périodes en position assise consomment moins de calories et peuvent entraîner un gain de poids.

Se tenir debout et travailler sur un bureau debout peut brûler jusqu'à 174 calories supplémentaires par rapport à une position assise .

Si votre activité de bureau est principalement assise, vous pouvez essayer de vous lever toutes les 60 minutes pour vous écarter du temps que vous passez à vous asseoir.

Une excellente option est également l'achat d'un **bureau debout** qui a démontré de nombreux avantages en termes de santé et de productivité

Résumé : Une longue séance brûle peu de calories et est mauvaise pour la santé. Essayez de vous lever régulièrement ou d'investir dans un lutrin.

6. Buvez du thé vert ou du thé oolong

Il a été démontré que le thé vert et le thé oolong augmentaient le métabolisme de 4 à 5% .

Ces thés aident à convertir une partie des graisses stockées dans votre corps en acides gras libres, ce qui peut **augmenter la combustion des graisses de 10 à 17%** .

Consommés avec peu de calories, ces thés peuvent être bénéfiques à la fois pour la perte de poids et le maintien du poids .

On pense que les propriétés améliorant le métabolisme du thé vert peuvent aider à prévenir le plateau de perte de poids redouté dû à une diminution du métabolisme.

Cependant, certaines études montrent que ces thés n'affectent pas le métabolisme. Par conséquent, leurs effets peuvent être minimes ou ne s'appliquer qu'à certaines personnes.

Donc, si vous voulez stimuler votre métabolisme, vous pouvez le faire comme moi et boire 2 à 3 tasses de thé vert par jour.

Résumé : Il a été démontré que boire du thé vert ou du thé oolong stimule votre métabolisme. Ces thés peuvent également vous aider à perdre du poids et vous assurer de conserver le poids souhaité.

7. Manger des plats épicés

Le chili contient de la **capsaïcine,** une substance capable de stimuler le métabolisme.

Cependant, beaucoup de gens ne peuvent pas tolérer ces épices épicées dans les quantités élevées nécessaires pour obtenir un effet significatif.

Une étude de la capsaïcine à des doses acceptables a montré que manger du chili peut **brûler** environ **10 calories supplémentaires**

par repas. Sur 6,5 ans, cela pourrait représenter une perte de poids de 0,5 kg pour un homme de poids moyen .

Juste les effets d'ajouter des épices épicées à votre nourriture peuvent être assez faibles. Cependant, associé à d'autres stratégies d'amélioration du métabolisme, il peut entraîner de légers bénéfices et stimuler votre métabolisme à long terme.

Résumé : La consommation d'aliments épicés tels que le piment ou le gingembre peut être bénéfique pour augmenter le métabolisme et maintenir un poids santé.

8. Assurez une bonne nuit de sommeil

La privation de sommeil est associée à une forte augmentation du risque d'obésité . Cela peut être dû en partie aux **effets** négatifs **du manque de sommeil sur le métabolisme** .

La privation de sommeil est également associée à une glycémie élevée et à une résistance à l'insuline, deux facteurs associés à un risque plus élevé de développer un diabète de type 2.

Il a également été démontré que le manque de sommeil augmente la ghréline, une hormone de famine, et réduit la leptine, une hormone de la satiété .

Cela peut expliquer pourquoi de nombreuses personnes souffrant de privation de sommeil ont **constamment faim** et ont des problèmes de perte de poids.

Veillez donc à bien dormir au moins 7 à 8 heures pour augmenter votre métabolisme.

Résumé : Le manque de sommeil peut réduire le nombre de calories brûlées. En outre, un manque de sommeil ou un manque de sommeil peut modifier la façon dont votre corps traite le sucre et perturbe les hormones qui régulent l'appétit.

9. Boire plus de café.

Des études ont montré que la caféine dans le café peut augmenter votre métabolisme de 3 à 11%. Comme le thé vert, le café (ou la caféine) favorise la combustion des graisses. Cependant, cela semble toucher plus de personnes maigres. Dans une étude, le café a augmenté la combustion des graisses de 29% chez les femmes minces et de 10% chez les femmes obèses. Les effets positifs du café sur le métabolisme et la combustion des graisses peuvent également contribuer au succès de la perte de poids et du maintien de son poids .

Résumé : Boire du café peut augmenter considérablement votre métabolisme et vous aider à perdre du poids et à augmenter votre consommation de calories et de graisse.

10. Remplacer les graisses de cuisson par de l'huile de noix de coco

Contrairement aux autres graisses saturées, **l'huile de coco est** riche en acides gras à chaîne moyenne appelés triglycérides à chaîne moyenne (MKT). Triglycérides à chaîne moyenne (MCT). Les MCT peuvent stimuler davantage le métabolisme que les graisses à longue chaîne dans des aliments comme le beurre .

Dans une étude, des chercheurs ont découvert que les graisses à chaîne moyenne, telles que celles présentes dans l'huile de MCT, **augmentaient le métabolisme de 12%** par rapport aux graisses à longue chaîne, qui ne les augmentaient que de 4%.

En raison du profil unique en acides gras de l'huile de noix de coco, le remplacement de certaines de vos autres graisses alimentaires par de l'huile de noix de coco peut avoir des **avantages** considérables en **termes de perte de poids et d'augmentation du métabolisme**.

Résumé : En remplaçant les graisses de cuisson comme l'huile de tournesol par de l'huile de noix de coco en bonne santé, vous pouvez stimuler votre métabolisme et bénéficier de nombreux avantages pour la santé de l'huile de coco.

Conclusion : De petits changements dans votre vie quotidienne et l'intégration de ces conseils dans votre routine quotidienne peuvent augmenter votre métabolisme et vous faire brûler plus de calories . Un métabolisme plus rapide peut vous aider à perdre du poids et à perdre du poids et à vous en débarrasser de manière permanente tout en gagnant en énergie.

Un plan de repas cétogène simple pour une semaine

Le programme hebdomadaire gratuit suivant pour votre régime cétogène contient moins de 50 grammes de glucides par jour. Comme mentionné précédemment, certaines personnes peuvent avoir besoin de réduire davantage les glucides pour obtenir une cétose. Le plan nutritionnel suivant est un exemple de plan de repas cétogène sur 7 jours. Cet horaire hebdomadaire peut être personnalisé selon vos préférences personnelles, à condition de ne pas consommer plus de 30 à 50 g de glucides par jour.

Lundi :

- ✔ **Petit déjeuner** : Deux œufs frits au beurre avec une salade verte.

- ✔ **Déjeuner:** boulettes de viande avec du fromage, des champignons et de l'avocat sur un lit de laitue.

- ✔ **Diner** : côtelettes de mouton aux haricots verts frits à l'huile de noix de coco.

Mardi :

- ✔ **Petit déjeuner:** omelette aux champignons.

- ✔ **Déjeuner:** Salade de thon au céleri et tomates sur une salade verte.

- ✔ **Diner** : Lanières de poitrine de poulet rôties avec sauce à la crème et brocolis.

Mercredi :

- ✔ **Petit-déjeuner** : Poivrons farcis au fromage et aux œufs.

- ✔ **Déjeuner** : salade de roquette avec œufs durs, dinde, avocat et fromage bleu.

- ✔ **Diner:** filet de saumon grillé aux épinards sautés à l'huile de noix de coco.

Jeudi :

- ✔ **Petit-déjeuner:** yaourt grec aux graines de lin et aux bleuets.

- ✔ **Déjeuner:** steaks avec du riz chou-fleur, du fromage, des herbes, de l'avocat et une trempette de salsa.

- ✔ **Diner** : crevettes aux cubes de courgettes et aux épinards frits à l'huile de coco.

Vendredi :

- ✔ **Petit déjeune** : avocat cuit au four sur lit de laitue.

- ✔ **Déjeuner** : salade César avec lanières de poitrine de poulet.

- ✔ **Diner** : côtelettes de veau aux légumes.

Samedi :

- ✔ **Petit déjeuner** : toast au chou - fleur garni de fromage et d'avocat.

- ✔ **Déjeuner** : filet de saumon avec épinards et salade verte.

- ✔ **Diner** : boulettes de viande servies avec nouilles à la courgette et parmesan.

Dimanche :

✔ **Petit déjeuner** : pudding aux chias au lait de coco avec flocons de noix de coco et noix.

✔ **Déjeuner** : assiette de salade composée de légumes, d'œufs durs, d'avocat, de fromage et de dinde.

✔ **Diner** : poulet au curry au lait de coco.

Comme vous pouvez le constater, les repas avec un régime cétogène peuvent être très variés et délicieux. La chose importante est que vous ne mangez pas de glucides avec des pâtes, des pizzas ou du pain.

Bien que de nombreux repas cétogènes soient à base de produits d'origine animale, il existe également une grande variété de plats végétariens dans un régime cétogène.

Si vous suivez un régime cétogène assez lâche, vous pouvez ajouter une poignée de baies ou une petite portion de légumes féculents à votre dîner pour le petit-déjeuner. Cela augmentera légèrement le nombre de glucides dans ce plan de régime céto.

Cela a du sens, surtout si vous faites du sport tous les jours.

Résumé: Un régime cétogène doit avant tout comprendre des aliments complets et de nombreux légumes riches en fibres et faibles en glucides. Choisissez des matières grasses saines telles que l'huile de noix de coco, l'avocat, l'huile d'olive et le beurre biologique pour augmenter la teneur en matières grasses des aliments.

Collations cétogènes saines

Si vous avez un peu faim, des collations santé peuvent être intégrées à votre plan de régime cétogène.

De petites collations entre les repas peuvent aider à combattre la faim et à rester sur la bonne voie.

Comme le régime cétogène est si copieux, vous n'avez besoin que d'une ou deux petites collations par jour, en fonction de l'activité.

Si vous souhaitez contracter rapidement la cétose, je vous recommande de suivre ce régime cétogène tout en essayant de pratiquer le jeûne intermittent.

Personnellement, je me nourris du régime cétogène depuis plus d'un an et, parallèlement, je fais un jeûne à intervalles. Étant donné que je laisse le petit-déjeuner et mon premier repas à 13h14, il ne me faut plus de collations - à l'exception d'un avocat, d'une poignée de Noix de macadamia ou d'un smoothie au lait de coco.

Si vous avez toujours faim entre les repas au cours de ce régime cétogène, il existe des alternatives saines aux collations.

Liste des collations adaptées aux céto:

- Une poignée d'amandes et du cheddar
- Un demi avocat rempli de lanières de poulet et de salade
- Guacamole aux courgettes, concombre et aliments crus
- Nourriture étudiante faite à base de noix de coco, noix et graines non sucrées

- Œufs durs

- Copeaux de noix de coco faits maison

- Chips de chou fait maison

- Olives et salami en tranches

- Céleri et paprika avec trempette aux herbes et au fromage à la crème

- Baies à la crème fouettée

- Tranches de petits pains au fromage

- Copeaux de parmesan

- Noix de macadamia

- Salade verte avec vinaigrette riche en graisse et avocat

- Keto smoothie au lait de coco, cacao et avocat

- Mousse de cacao Avocat

Bien que ces collations kéto vous rassasient entre les repas, elles peuvent également vous aider à prendre du poids si vous mangez trop toute la journée et prenez trop de calories .Si votre objectif est de perdre du poids rapidement avec ce plan de régime cétogène, le nombre de calories sera crucial - en fonction de votre activité, de votre âge et de votre sexe.

Avec ce programme hebdomadaire cétogène, vous n'avez pas besoin de compter les calories. Les repas et les aliments du régime cétogène sont choisis de manière à ce que vous n'ayez pas à vous soucier des calories.

Néanmoins, vous devez faire attention à ne pas consommer plus de calories que vous n'en consommez. Sinon, vous ne perdrez pas de poids, même avec ce plan de repas.

> **Résumé :** Les collations et les collations de ce régime cétogène doivent être riches en graisses, en protéines et en glucides. Augmentez votre apport en fibres en grignotant des légumes à faible teneur en glucides avec une sauce maison trempée riche en matières grasses.

Liste des courses :

Un régime cétogène optimal devrait inclure de nombreux aliments frais, des graisses saines et des protéines.

Le mélange de produits frais et de produits surgelés vous garantit de toujours disposer d'une gamme de légumes adaptés à la céto dans la maison que vous pouvez utiliser pour vos recettes et vos repas céto.

La liste suivante est une liste de magasinage simple régime cétogène qui vous aidera avec les achats.

Ces aliments devraient toujours être à la maison et appartenir à chaque liste d'épicerie Keto :

- **Viande et volaille:** bœuf, poulet, dinde et porc (choisissez des produits biologiques si possible)

- **Poisson:** les poissons gras comme le saumon, les sardines, le maquereau et le hareng sont les meilleurs

- **Fruits de mer:** crevettes, huîtres et pétoncles

- **Œufs:** Achetez des œufs biologiques fermiers autant que possible

- **Produits laitiers:** yaourt non sucré, beurre, crème fouettée et crème sure

- **Huiles:** noix de coco et huile d'olive

- **Avocats:** achetez un mélange d'avocats mûrs et immatures pour en avoir toujours en stock

- **Fromage:** brie, fromage à la crème, cheddar, parmesan et fromage de chèvre

- **Baies congelées ou fraîches:** myrtilles, framboises, mûres

- **Noix:** noix de macadamia, amandes, pacanes, pistaches

- **Graines**: graines de citrouille, graines de tournesol, graines de chia

- **Beurre de noix:** beurre d'amande, beurre d'arachide

- **Légumes frais ou surgelés:** champignons, chou-fleur, brocoli, salades, poivrons, courgettes, oignons et tomates

- **Épices:** sel de mer, poivre, herbes, ail, vinaigre, moutarde, olives et épices

Il est toujours utile de planifier vos repas à l'avance. De cette façon, lors de vos achats, vous pouvez acheter exactement les ingrédients dont vous avez besoin pour les prochains jours de votre régime alimentaire céto.

De plus, faire les courses avec une liste d'épicerie peut aider à éviter les mets appétissants et malsains.

Résumé: Créer une liste d'épicerie peut vous aider à choisir les aliments à inclure dans votre régime cétogène. Remplissez votre panier de viandes grasses, de volaille, d'œufs, de nombreux légumes à faible teneur en glucides, de produits laitiers riches en matières grasses comme le beurre, le fromage, la crème et des sources de matières grasses saines.

La liste de 30 Recettes Cétogènes

DESCRIPTION: Les saveurs de la Grèce dans ces brochettes vont inspirer vos papilles gustatives. Le Souvlaki est un plat grec composé de brochettes de viande. Parfois, des légumes accompagnent le repas. La viande est généralement grillée et consommée chaude, avec de la brochette. Le porc est la viande de souvlaki la plus populaire en Grèce, mais le poulet, l'agneau ou le bœuf sont également utilisés. Les brochettes ont tendance à être servies avec des pommes de terre, du pain pita et des citrons.

INGRÉDIENTS :

Pour le poulet :

- 2 poitrines de poulet (400 g), coupées en morceaux
- 1 cuillère à soupe (15 ml) d'huile d'olive
- 1 cuillère à soupe (15 ml) de vinaigre de vin blanc
- 1 cuillère à café (1 g) d'origan séché
- ½ cuillère à café (1 g) de paprika fumé

Pour le Tzatziki

- 150 g de yogourt à la noix de coco (140 g)
- 2 gousses d'ail épluchées et broyées
- 1/4 concombre (55 g), râpé
- 2 feuilles de menthe, hachées finement

- Sel, au goût

Servir avec :

- 1 à 2 tomates tranchées

- 1/4 concombre, tranché

- Feuilles de laitue molles

INSTRUCTIONS:

1. Préchauffez le four à 400 ° F (200 ° C). Si vous utilisez des brochettes de bois, faites-les tremper dans l'eau pendant au moins 10 minutes.

2. Placez le poulet en dés dans un bol. Ajouter l'huile d'olive, le vinaigre, l'origan séché et le paprika fumé dans le bol et bien mélanger pour bien mélanger. (Laissez le poulet mariner pendant que les brochettes de bois sont trempées.) Enfilez le poulet fermement sur les brochettes trempées. Placez les brochettes de poulet sur une plaque à pâtisserie à rebords.

3. Placez la plaque de cuisson au four et faites cuire pendant 15 à 20 minutes jusqu'à ce que le poulet soit bien cuit.

4. Pendant ce temps, préparez un Tzatziki en combinant simplement le yogourt à la noix de coco, l'ail pilé, le concombre râpé et la menthe dans un petit bol. Assaisonner avec du sel, au goût.

5. Servir le poulet avec la sauce Tzatziki. Si désiré, déguster avec des tranches de tomates, des

tranches de concombre et des feuilles de laitue tendre.

NUTRITION: Calories: 586 -- Sucre: 0 g - Graisse: 40 g - Glucides: 4 g - Fibre: 0 g - Protéines: 50 g .

DESCRIPTION :

La Puttanesca est une sauce italienne avec une histoire aussi forte que son arôme. Le nom se traduit par «Dame de la nuit», et de nombreuses spéculations ont été émises quant à sa raison. En effet, les «équipes de nuit» étaient monnaie courante le jour de la création de la sauce, au plus fort de la Seconde Guerre mondiale. Certains ont dit que la sauce était populaire parce qu'elle était si facile à faire, tandis que d'autres disaient que l'odeur de la cuisine attirerait des clients potentiels. Son nom est très probablement le produit de son parfum, qui peut être fort. La sauce puttanesca traditionnelle contient des tomates, des anchois, des olives, des câpres et de l'ail. Puttanesca peut également contenir des flocons de povron rouge et du piment rouge. Comme vous pouvez l'imaginer, ce n'est pas une sauce mouillée. Il est souvent mangé sur des pâtes. Les spaghettis sont un choix populaire.

Désolé, je ne peux pas vous offrir de pâtes ici. Les nouilles sont essentiellement des brins de glucides qui ont le pouvoir de vous sortir de la cétose, de sorte que cela ne fonctionnera pas.

INGRÉDIENTS :

- 5 pilons de poulet (avec la peau sur) (625 g)
- Sel
- 1 cuillère à soupe (15 ml) d'huile d'olive

- 1/2 oignon moyen (55 g), pelé et haché

- 2 gousses d'ail pelées et hachées

- 1/4 tasse (60 ml) de vin rouge (ou d'eau)

- 20 olives noires (60 g), dénoyautées et tranchées

- 1 boîte (400 g) de tomates en dés

- 1/4 tasse (60 ml) d'eau

- Poivre noir fraîchement moulu , au goût

- Feuilles de basilic frais hachées, pour la garniture

INSTRUCTIONS:

1. Préchauffez le four à 180 ° C (355 ° F). Assaisonnez les pilons avec du sel de tous les côtés.

2. Faites chauffer l'huile d'olive dans une casserole et faites dorer les pilons jusqu'à ce que la peau soit dorée et croustillante. Retirez les pilons de la poêle et mettez de côté.

3. Ajouter l'oignon et l'ail dans le même poêlon et cuire jusqu'à ce qu'ils soient partiellement caramélisés. Déglacer la poêle avec de l'eau et cuire jusqu'à ce que tout l'eau soit évaporée. Ajouter les olives, les tomates en dés et 1/4 tasse supplémentaire (60 ml) d'eau dans la casserole. Amener le mélange à ébullition en remuant constamment.

4. Placer les pilons de poulet dans un plat allant au four et couvrir avec le mélange de tomates chaud.

5. Placez le plat de cuisson au four et faites cuire au four de 25 à 30 minutes ou jusqu'à ce que le poulet soit bien cuit. Assaisonnez le plat avec du sel supplémentaire et du poivre noir fraîchement moulu, au goût.

6. Garnir le plat de basilic frais haché et servir.

NUTRITION : Calories: 181 - Sucre: 3g - Graisse: 9g - Glucides: 6g - Fibre: 2g - Protéines: 15g.

Recette 3 : Nuggets de poulet au four

Temps de préparation: 15 min ⏱ **Temps de cuisson: 20 min**

DESCRIPTION :

Faire vos propres Nuggets de poulet est plus facile que vous ne le pensez et en vaut la chandelle. Tous les nuggets de poulet ne sont pas égaux, et la plupart ne sont pas Keto. Zut, parfois je me demande si certains d'entre eux contiennent même des nutriments. Le poulet est bon, mais la délicieuse panure n'est probablement pas de Keto. Il est généralement fabriqué à partir de farine et parfois frit dans des huiles inflammatoires. Ces Nuggets sont cuits à la place et j'utilise des farines Keto pour vous faire économiser les glucides qui seraient normalement dans les Nuggets. La farine d'amandes fonctionne bien. Il vous suffit de tremper vos morceaux de poulet dans des œufs battus, puis de les enrober de farine d'amande assaisonnée.

INGRÉDIENTS :

- 2 poitrines de poulet coupées en morceaux de 2 pouces sur 1 pouce

- 2 œufs battus

- 1 tasse (120 g) de farine d'amande

- 2 cuillerées à soupe (14 g) de poudre d'oignon

- 2 cuillerées à soupe (20 g) de poudre d'ail

- 1 cuillère à café (1 g) d'origan séché

- 1 c. À thé (2 g) de poudre de paprika

- 1 cuillère à café (5 g) de sel

- 1/2 cuillère à thé (1 g) de poivre noir

INSTRUCTIONS :

1. Préchauffer le four à 350 ° F (170 ° C).

2. Ajouter tous les ingrédients secs dans un grand bol. Bien mélanger.

3. Placez les œufs dans un bol séparé.

4. Trempez chaque morceau de poulet dans la préparation pour œufs puis dans les ingrédients secs.

5. Placez les morceaux de poulet sur une plaque à pâtisserie graissée et faites cuire au four pendant 30 minutes jusqu'à ce qu'elles soient dorées à l'extérieur.

NUTRITION : Calories: 259 - Sucre: 2g - Graisse: 16g - Glucides: 7g - Fibre: 3g - Protéine: 21g

DESCRIPTION:

Comment préparer des pilons de poulet cuits au four qui sont juteux à l'intérieur et dont la peau est croustillante à l'extérieur Passez à la recette de pilons de poulet cuit au romarin ou lisez la suite pour voir nos conseils pour les préparer. Même si nous aimons le romarin parce qu'il donne un goût frais à une recette de poulet simple, vous pouvez préparer les pilons de poulet Céto croustillants avec votre l'origan, aneth, Ail, Gingembre, Paprika, Mélange d'herbes... et impressionner toute la famille

INGRÉDIENTS :

- 12 pilons de poulet (avec la peau)
- 4 cuillerées à soupe (60 ml) d'huile d'olive ou d'huile d'avocat
- 4 cuillères à soupe de feuilles de romarin hachées
- 2 cuillères à soupe (30 g) de sel

INSTRUCTIONS:

1. Préchauffer le four à 450 ° F (230 ° C).

2. Badigeonnez le mélange de sel sur chaque pilon de poulet et déposez-le sur une plaque à pâtisserie graissée. Assurez-vous que les pilons ne se

touchent pas sur le plateau. Arroser d'huile d'olive ou d'avocat sur les pilons de poulet.

3. Cuire au four pendant 40 minutes jusqu'à ce que la peau soit croustillante.

NUTRITION :

Calories: 473 - Sucre: 0 g - Graisse: 32 g - Glucides: 0 g - Fibre: 0 g - Protéines: 42 g

DESCRIPTION :

La recette la plus savoureuse: Low Carb / Keto pour un poivron farci gratiné au fromage! Seulement 8 g de glucides pour une portion de 380 g. La préparation ne demande que peu d'effort. Notre recette de Keto "poivron farci" est à faible teneur en glucides et en graisse (LCHF) et présente une distribution optimale des macronutriments pour un régime cétogène.

INGRÉDIENTS :

- 80 g de mozzarella râpée
- 500 g de viande hachée mélangée
- 2 œufs
- 1 Soupe à la tomate (Soupe KetoMeals LowerCarb)
- 4 poivrons, rouge
- 1 oignon (petit, 1 pièce = 30 g)
- 1/2 cuillère à café de poivre de Cayenne
- 1 cuillère à café de sel
- 1/2 cuillère à café de poivre
- Sauce tomate
- 200 ml de bouillon de légumes
- 1 cuillère à soupe de pâte de tomate (1 cuillère à soupe = 10 g)

INSTRUCTIONS :

1. Lavez les poivrons, coupez le couvercle avec la tige et retirez les pépins.

2. Couper l'oignon de printemps en fines rondelles

3. Mélangez la viande hachée avec l'oignon de printemps, la soupe Keto, la tomate, l'œuf et les épices.

4. Verser le mélange dans le paprika et placer dans un plat allant au four.

5. Saupoudrer le fromage mozzarella sur la garniture

SAUCE :

1. Porter le bouillon de légumes à ébullition

2. Incorporer la pâte de tomates et la soupe Keto

3. Verser la sauce dans le plat de cuisson

4. Cuire à 170 ° C en faisant circuler l'air pendant 30 à 40 minutes

NUTRITION:

Donne: 380 g | Calories: 461 kcal | Glucides: 8 g | Protéines: 34 g | Graisse: 30 g | Graisse Saturée: 4 g | Cholestérol: 15 mg | Sodium: 125 mg | Potassium: 15 mg | Vitamine A: 135 UI | Calcium: 101 mg | Fer: 0,1 mg

Recette 6 : Omelette aux champignons

Temps de préparation: 5 min Temps de cuisson: 10 min

DESCRIPTION : Omelette aux champignons délicieuse pour la ligne mince. Keto recette , presque sans glucides. Convient pour la LCHF, les régimes faibles en glucides et les régimes cétogènes. Savoureux, copieux et cuit rapidement. Recette rapide et facile d'omelette aux champignons Keto Low Carb pour la ligne mince. Presque sans glucides. Convient pour la LCHF, les régimes faibles en glucides et les régimes cétogènes. Tout simplement délicieux.

INGRÉDIENTS :

- 30 g de champignons
- 15 g d'oignons de printemps
- 30 g de beurre non salé
- 1/4 c. À thé de sel
- 1/4 c. À thé de poivre
- 120 g d'œufs 2 gros
- 15 ml d'eau
- 30 g de sauce nacho

INSTRUCTIONS :

1. Hachez les champignons et les oignons nouveaux et faites-les revenir dans une petite casserole avec une cuillère à soupe de beurre. Sortez-les et mettez-les de côté.

2. Mettez les œufs avec l'eau, le sel et le poivre dans un petit bol et fouettez-les avec une fourchette.

3. Mettez le beurre restant dans la casserole et ajouter le mélange d'œufs.

4. Réduisez la température et laissez l'œuf ralentir.

5. Mettre le mélange aux champignons et les oignons sur une moitié de l'omelette et replier soigneusement l'autre moitié.

6. Servir dans une assiette, étendre la sauce nacho et servir.

NUTRITION : Calories: 473 Sucre: 0 g Graisse: 32 g Glucides: 0 g Fibre: 0 g Protéines: 42 g

DESCRIPTION : Recette de ketchup à faible teneur en glucides sans sucre ni édulcorants. Sans additifs. Goût de ketchup équilibré avec une légère acidité. S'agence bien avec les saucisses, les frites de légumes, les plats de viande et plus encore.

INGRÉDIENTS :

- 1/2 échalote.

- 1 gousse d'ail.

- 50 g de concentré de tomate concentré 3 fois.

- 1 cuillère à soupe d'huile de noix de coco.

- 200 g Tomates en morceaux.

- 5 ml de vinaigre de vin.

- 1 cuillère à soupe de concentré de Tomate Keto Soupe.

- 1 cuillère à soupe d'herbes italiennes.

- 1 cuillère à café de poudre de paprika.

- 1/2 cuillère à café de sel.

INSTRUCTIONS :

1. Pelez l'oignon et l'ail, hachez-les finement.

2. Chauffer l'huile dans une casserole et faire sauter les oignons et l'ail.

3. Incorporer la pâte de tomates, les grosses tomates et le vinaigre de cognac.

4. Laisser mijoter environ 3 minutes.

5. Ajoutez le concentré de tomate Keto, aux herbes et aux épices et mélangez.

NUTRITION : Portion: 20 g | Calories: 23 kcal | Glucides: 1 g | Graisse: 1 g

Recette 8 : Keto lasagne

Temps de prép: 15 min - **Temps de cuisson :** 30 min - **Portions :** 6 pers

DESCRIPTION : Lasagne comme repas de déjeuner à faible teneur en glucides est une recette Keto

INGRÉDIENTS :

- 500 grammes Porc haché
- 540 ml Tomates en dés Égouttées
- 1/2 Tasse Fromage le compté Râpé
- 1/2 Tasse Fromage cheddar Râpé
- 1/2 Tasse Beurre
- 1 Brocoli Fleurons de la tête
- 1 Chou-fleur Fleurons de la tête
- 1/2 Oignon jaune Coupé finement
- C. Table Huile de coco
- C. Table Huile d'avocat
- 1 C. Table Vinaigre cidre de pomme
- 2 C. Table Épices à salade,
- 1 C. Thé Gros sel et le Poivre au goût

INSTRUCTIONS :

1. Préchauffer le four à broil.

2. Dans une poêle, déposer l'huile d'avocat et faire sauter l'oignon, le brocoli et chou-fleur à feu moyen quelques minutes (garder un côté croustillant).

3. Ajouter 1 noisette de beurre, épices à salade, saler et poivrer les légumes et réserver dans un autre bol.

4. Dans la même poêle, déposer le beurre et l'huile de coco à feu moyen. Ajouter le porc haché et cuire 10 minutes. Ajouter le cidre de pomme, les tomates égouttées, les épices à salade, sel et poivre. Couvrir et mijoter à feu moyen pendant 6-8 minutes.

5. Retirer le couvercle et retirer le liquide. Ajouter les légumes et bien mélanger. Cuire 1-2 minutes à feu plus intense.

6. Déposer le mélange dans un pyrex et ajouter les fromages râpés. Finir la cuisson à broil quelques minutes.

NUTRITION : Calories 745 - Graisse 61g - Glucides 13g - Protéines 35g

DESCRIPTION:

Les rouleaux de céto ont un goût à la fois doux (par exemple, avec une faible teneur en glucides / cétone) et copieux, selon vos goûts. Une excellente alternative pour votre petit-déjeuner céto !

INGRÉDIENTS

- 60 g de farine de noix de coco
- 30 g de psyllium
- 1 cuillère à café de levure chimique
- 1/2 cuillère à café de sel
- 1/2 cuillère à café de cannelle
- 1/2 cuillère à café de girofle moulu
- 200 g d'œufs 1 œuf = 50 g
- 250 de l'EAU.

INSTRUCTIONS:

1. Préchauffer le four à 160 ° C
2. Mélanger tous les ingrédients secs avec un robot culinaire.
3. Tout en remuant, versez lentement l'eau bouillante dessus. Laissez la pâte gonfler pendant une minute.

4. Ajouter des œufs

5. Formez 8 petits pains avec vos mains et placez-les sur une plaque à pâtisserie.

6. Cuire au four environ 20 minutes.

NUTRITION : Calories 60 - Graisse 3g - Glucides 2g - Protéines 4g

Recette 10 : Granola Keto aux noix et graines facile

Temps de préparation: 5 min - Temps de cuisson: 0 min

DESCRIPTION: Cette recette de granola Keto aux noix et graines fait un petit déjeuner vraiment facile et est parfaite pour les personnes qui suivent à peu près n'importe quel régime! Vous pouvez également préparer à l'avance une grande quantité de cette recette de granola cétogène et la manger le matin, comme vous le feriez avec d'autres granola (sauf que cette recette ne contient pas d'avoine). Mélangez tous les ingrédients (amandes, noix de cajou, noix du Brésil, graines de citrouille, graines de chia, graines de cacao, flocons de noix de coco) pour obtenir cette recette de cépage granola.

INGRÉDIENTS :

- 10 amandes entières

- 10 noix de cajou

- 3 noix du brésil

- 1/4 tasse de graines de citrouille

* 1 cuillère à café de graines de chia

* 1 cuillère à soupe de graines de cacao

* 1 cuillère à soupe de flocons de noix de coco

INSTRUCTIONS:

* Mélangez tous les ingrédients.

NUTRITION : Calories: 300 - Sucre: 1 g - Graisse: 23 g - Glucides: 17 g - Fibre: 8 g - Protéines: 7 g

Recette 11 : Recette d'ailes de poulet

Temps de préparation: 10 min - Temps de cuisson: 35 min

DESCRIPTION:

Cette recette d'ailes de poulet utilise de la farine de noix de coco et des épices comme enrobage et est trempée dans un mélange de ghee et de sauce piquante avant d'être cuite au four. Vous pouvez également faire frire les ailes dans de l'huile de noix de coco pour obtenir une texture plus croustillante.

INGRÉDIENTS

* 12 petites ailes de poulet

* 1/2 tasse de farine de noix de coco

* 1/2 cuillère à café de poivre de Cayenne

* 1/2 cuillère à café de poivre noir

* 1/2 cuillère à café de flocons de piment rouge broyé

* 1 cuillère à soupe de paprika

- 1 cuillère à soupe de poudre d'ail

- 1 cuillère à soupe de sel

- 1/4 tasse de ghee, fondu

- 1/4 tasse de sauce piquante

INSTRUCTIONS:

1. Préchauffer le four à 400F.

2. Mélanger la farine de noix de coco, les épices séchées et le sel dans un bol.

3. Enrober chaque aile de poulet avec le mélange de farine de noix de coco. Réfrigérer pendant 15-30 minutes pour que la farine colle un peu mieux (facultatif).

4. Graisser une plaque à pâtisserie (ou la tapisser de papier d'aluminium).

5. Mélangez bien le ghee et la sauce piquante.

6. Trempez chaque poulet dans le mélange de ghee et de sauce piquante et déposez-le sur la plaque à pâtisserie.

7. Cuire au four pendant 45 minutes.

Recette 12 : Croquettes de saumon / keto

Temps de Prép : 10 min - **temps de cuisson :** 8 min - **Portions :** 6 p

INGRÉDIENTS :

- 2 c. à soupe d'oignon haché finement

- 2 cannes (de 213 g) de saumon

- 1/3 tasse de mayonnaise

- Un œuf

- 1 tasse de chapelure de couennes

- 3/4 c. à thé d'assaisonnement à l'italienne

- 1/2 c. à thé de paprika fumé

- 1/4 c. à thé de poivre

- 1/2 c. à thé de sel, (seulement si vous utilisez du saumon sans sel)

Mayonnaise aux câpres

- 1/4 tasse de mayonnaise maison

- 2 c. à thé de câpres, hâchés

- c. à thé de jus de citron

- 1/4 c. à thé de poivre

INSTRUCTIONS :

1. Égoutter le saumon et retirer la colonne (os). Émietter le saumon à la fourchette.

2. Dans un bol moyen, combiner tous les ingrédients.

3. Façonner 6 galettes.

4. Dans une poêle à feu moyen, faire chauffer environ 3 c. à soupe d'huile d'olive. Cuire les galettes de 3 à 4 minutes, jusqu'à ce que le dessus soit doré, tourner les galettes et poursuivre la cuisson pour 3 à 4 minutes. Lorsque les galettes sont bien dorées, les retirer du feu. Servir avec la mayonnaise aux câpres.

Mayonnaise aux câpres

5. Dans un petit bol mélanger la mayonnaise, les câpres, le jus de citron et le poivre.

> **NUTRITION :** Calories: 215 Sucre: 0 g - Graisse: 21 g - Glucides: 2 g - Protéines: 17 g

Recette 13 : Muffins aux œufs de poulet buffalo

Temps de préparation: 10 min   -   Temps de cuisson: 60 min

DESCRIPTION :

Muffins aux œufs de poulet Buffalo : Les muffins aux œufs de poulet Buffalo conviennent à tous les goûts et ne contiennent pas de produits laitiers, mais si vous aimez les choses un peu ringardes, n'hésitez pas à ajouter un peu de fromage.

INGRÉDIENTS :

- 3/4 cuisse (ou de poitrine) de poulet sans os et sans peau
- 1/2 c. À thé de poudre d'ail
- Sel de mer et poivre noir au goût
- 3 cuillères à soupe de sauce piquante.

- 3 cuillères à soupe de beurre fondu ou d'huile de noix de coco

- 6 gros œufs battus

- 2 cuillères à soupe d'oignon vert / échalote, tranchés

- Sel de mer et poivre noir au goût

INSTRUCTIONS :

1. Préchauffez le four à 220 C.

2. Sur un plat allant au four, disposer les cuisses de poulet et assaisonner avec de l'ail, du sel marin et du poivre noir. Cuire au four pendant 25 minutes ou jusqu'à cuisson complète.

3. Placez les cuisses de poulet cuites dans un grand bol et déchiquetez-les avec deux fourchettes. Verser 3 cuillères à soupe de sauce piquante et le beurre fondu sur le poulet et mélanger et mettre de côté.

4. Dans un petit bol, fouettez les œufs, 2 cuillères à soupe de sauce piquante, l'oignon vert, le sel de mer et le poivre noir.

5. Versez le mélange d'œufs dans le plat en parchemin garni (sans garniture, je ne peux pas garantir que ceux-ci ne collent même pas à une poêle bien graissée - ce sont les seuls types de garnitures que je recommande, car rien ne s'y colle, c'est garanti!) Des moules à muffins pour les remplir à peu près à mi-chemin. Verser délicatement à la cuillère environ 50g poulet déchiqueté dans chaque tasse de muffin afin qu'il soit réparti uniformément. Servez le poulet supplémentaire aux côtés des muffins cuits.

6. Cuire au four environ 30 minutes ou jusqu'à ce que les muffins se lèvent et deviennent dorés sur les bords.

Recette 14 : Loco Moco, ou burger hawaïen

Temps de préparation: 10 min - Temps de cuisson: 35 min

DESCRIPTION:

Le loco moco est un plat de la cuisine hawaïenne. Il en existe de nombreuses variantes, mais l'essentiel du loco moco consiste en un plat de riz blanc surmonté d'un steak haché, d'un œuf sur le plat et de jus de viande. Cela étant dit, tout est question d'équilibre dans un régime céto. Le lit de chou-fleur est équilibré entre le hamburger, les œufs et le jus de viande, ce qui remplace le riz le plus utilisé dans les plats loco moco. Sélection de votre chou-fleur

Voici quelques conseils pour bien choisir le chou-fleur pour cette recette:

- ✔ Choisissez des têtes fermes et lourdes.

- ✔ Les fleurons doivent être de couleur crème et bien emballés.

- ✔ Attention aux taches décolorées ou molles .

- ✔ Vérifiez les odeurs fortes - si ça sent mauvais, il sera probablement mauvais goût .

- ✔ Si vous avez un jardin, cultivez le vôtre!

INGRÉDIENTS :

Pour le riz au chou-fleur :

* Tête de chou-fleur (300 g), aliments transformés en petits morceaux

* 2 cuillères à soupe d'huile de noix de coco (30 ml)

* Sel au goût

Pour le loco moco

* Bœuf haché (225 g)

* 2 cuillerées à thé de poudre d'oignon (5 g)

* 2 cuillerées à thé (5 g) de poudre d'ail

* Sel de mer et poivre fraîchement moulu , au goût

* 4 cuillerées à soupe (60 ml) d'huile de coco , divisées

* 1/2 oignon (55 ml), pelé et tranché

* 5 champignons blancs (50 g)

* 2 gousses d'ail, pelées et tranchées

* 120 ml de bouillon de bœuf.

* 2 cuillerées à soupe (30 ml) d'huile de coco

* 2 gros œufs

* 1 cuillère à soupe de persil, haché finement pour la garniture

INSTRUCTIONS :

Pour faire le riz - chou-fleur :

* Ajouter l'huile de coco dans une poêle chaude et cuire les morceaux de chou-fleur transformés jusqu'à ce qu'ils soient légèrement tendres.

- Assaisonner avec du sel au goût.

Pour rendre la loco moco :

1. Dans un bol, mélanger le bœuf haché, la poudre d'oignon, la poudre d'ail, le sel et le poivre noir fraîchement moulu et former une forme de deux galettes de burger.

2. Ajouter 2 cuillères à soupe d'huile de noix de coco dans une poêle à frire (ou vous pouvez les faire griller) et cuire les galettes des deux côtés jusqu'à ce qu'elles soient cuites à votre goût.

3. Dans la même casserole, ajoutez 2 cuillères à soupe d'huile de coco et faites sauter les oignons émincés jusqu'à ce qu'ils deviennent translucides. Ajoutez l'ail et les champignons dans la casserole et augmentez légèrement le feu pour caraméliser le mélange.

4. Ajoutez ensuite le bouillon de boeuf et laissez mijoter pour réduire.

Pour faire les œufs au plat:

1. Pendant ce temps, faites chauffer les 2 cuillerées à soupe d'huile de noix de coco dans une casserole séparée et faites frire les deux œufs à votre guise.

2. Servir la galette de hamburger sur le riz au chou-fleur (sur lequel vous avez versé la sauce) et garnir de l'oeuf au plat et du persil.

NUTRITION : Calories: 915 Sucre: 7 g Graisse: 84 g Glucides: 15 g Fibre: 5 g Protéines: 29 g

DESCRIPTION:

Le pesto anime vraiment ce qui pourrait autrement être une boulette de viande ordinaire. Comme vous vous en doutez, les nouilles aux pâtes farcies à la farine ne sont pas le ticket pour la cétose. Au lieu de cela, les nouilles aux courgettes constituent un substitut pratique et savoureux. Tandis que leur teinte verte s'éloigne des pâtes blanches, la texture des nouilles (si elles sont cuites correctement!) Devrait ressembler à celle à laquelle vous êtes habitué. Vous pouvez manger les nouilles crues ou les faire cuire pendant une minute ou deux. Plus longtemps et vous allez obtenir un produit détrempé.

INGRÉDIENTS

Pour les boulettes de viande

- 1 450 g de boeuf haché

- 1 cuillère à soupe (15 ml) d'huile d'olive

- 2 tasses (480 ml) de bouillon de bœuf

Pour le pesto :

- 1/3 tasse (80 ml) d'huile d'olive, et plus si nécessaire

- 1,5 tasse de (50 g) les feuilles de basilic.

- 2 cuillères à soupe de pignons de pin (16 g) (ou noix).

- 2 gousses d'ail hachées grossièrement.

- 1/2 zeste et jus de citron.

- Une pincée de sel et de poivre.

Pour les spaghettis :

- 2 courgettes, en spirale ou utilisez un éplucheur pour créer de longs brins.

- Sel et poivre noir fraîchement moulu

INSTRUCTIONS :

1. Préparez le pesto en mélangeant tous les ingrédients du pesto. Mettez de côté 1/2 pour servir avec.

2. Combinez le bœuf haché et l'autre moitié du pesto au basilic et formez de petites boulettes de 1 oz / 30 g.

3. Faites chauffer l'huile d'olive et faites frire les boulettes de viande (par lots) jusqu'à ce qu'elles soient dorées. Placez dans la mijoteuse avec le bouillon de beouf.

4. Couvrir et cuire pendant 2 heures, en recouvrant de temps en temps le bouillon avec les boulettes de viande.

5. Mélangez les nouilles aux courgettes avec le reste du pesto.

6. Servir avec des boulettes de viande sur le dessus. Assaisonner avec du sel et du poivre noir fraîchement moulu, au goût.

NUTRITION : Calories: 522 - Sucre: 1 g - Graisse: 48 g - Glucides: 3 g - Fibre: 1 g - Protéines: 20 g

DESCRIPTION : Les boulettes de viande sont le meilleur moyen d'apporter des bienfaits riches en nutriments à votre famille. Et ils gèlent vraiment bien. Je garde un stock dans mon congélateur les soirs où je n'ai ni le temps ni l'énergie pour préparer un repas gastronomique. Cuire à la vapeur des légumes verts et cuire quelques patates douces ou courges d'hiver et BAM! Le diner est servi.

INGRÉDIENTS :

- 2 livres de viande hachée (boeuf, poulet, dinde, bison)

- 1/2 d'un oignon moyen, haché fin

- 1 c. À thé de sel marin non raffiné

- 1/2 c. À thé d'assaisonnement Sel

- 1 c. À thé de poudre de cumin

- 2 tasses d'épinards hachés

- 1/2 tasse de coriandre fraîche hachée finement

- 2 œufs, fouettés

INSTRUCTIONS :

1. Préchauffez le four à 400 °F

2. Mélanger tous les ingrédients dans un grand bol et bien mélanger. J'utilise mes mains

3. Rouler en petites boules et déposer sur une plaque à pâtisserie préparée.

4. Cuire au four pendant 25 minutes, jusqu'à ce que les boulettes de viande commencent à brunir et soient cuites à fond.

5. Prendre plaisir! Pour congeler: congelez les boulettes de viande en une seule couche, puis placez-les dans un récipient hermétique.

Recette 17 : Keto Taco Salade

Temps de préparation: 10 min - Temps de cuisson: 10 min

DESCRIPTION :

Cette salade de tacos Keto est parfaite pour votre prochain déjeuner. La meilleure façon de vous assurer de pouvoir manger un repas sain comme celui-ci à tout moment est de vous préparer à ces moments où vous en avez besoin. Beaucoup de ces légumes peuvent être coupés à l'avance et conservés dans le réfrigérateur dès que vous rentrez de l'épicerie. Le bœuf taco peut également être préparé et réfrigéré. Si vous avez tous ces ingrédients à votre disposition, vous serez prêt à lancer ce repas ensemble à tout moment, et vous ne sentirez pas le besoin de manger quelque chose de moins bon pour vous.

INGRÉDIENTS :

- 1 tasse de laitue romaine ou de salade iceberg, hachée

- 1 avocat, tranché

- 1/2 oignon rouge, coupé en dés

- 1/2 tomate en dés

- 1 cuillère à soupe (15 ml) de jus de citron vert

- 450 g de bœuf haché

- 2 cuillerées à thé (4 g) d'assaisonnement Keto Taco ou au goût

- 2 cuillerées à soupe (30 ml) d'huile d'avocat , à cuisiner avec

INSTRUCTIONS :

1. Ajouter l'huile dans une poêle.

2. Ajouter le bœuf haché et cuire jusqu'à ce qu'il soit doré à feu moyen-élevé. Ajouter l'assaisonnement pour tacos, au goût.

3. Assemblez la salade avec la laitue au fond d'un grand bol, puis empilez les tranches d'avocat, l'oignon, la tomate et le boeuf haché. Pressez le citron vert sur la salade et savourez.

NUTRITION : Calories: 469 - Sucre: 3 g - Graisse: 38 g - Glucides: 10 g - Fibre: 6 g - Protéines: 22 g

Recette 18 : Lasagne aux aubergines

Temps de préparation: 15 min - **Temps de cuisson:** 1h50 min

DESCRIPTION :

Profitez de ce plat italien classique sans glucides.

INGRÉDIENTS :

- 450g de bœuf haché (ou autre viande)
- 1 petit oignon, haché finement
- 1 boîte de 794 g de tomates en dés
- 2 boîtes de 170 g de pâte de tomates
- 2 cuillères à soupe (5 g) de basilic frais, coupés en dés
- 6 cuillères à soupe (23 g) de persil frais, coupé en dés
- 1 cuillère à soupe (3 g) d'origan frais, coupé en dés
- 1 cuillère à soupe (3 g) de thym frais, coupé en dés
- 1 c. À thé (2 g) de graines de fenouil
- 4 gousses d'ail émincées
- 3 œufs battus
- 4 cuillères à soupe (60 ml) d'huile de coco
- Sel au goût
- 1 grande aubergine, coupée en fines tranches
- 3 cuillères à soupe (45 g) de sel pour faire bouillir les aubergines

INSTRUCTIONS :

1. Placez 4 cuillères à soupe d'huile de noix de coco dans une grande marmite. Ajouter la viande hachée et l'oignon. Cuire jusqu'à ce que la viande soit brune et que l'oignon devienne translucide.

2. Ajoutez ensuite les tomates, la pâte de tomates, les herbes fraîches, les graines de fenouil et l'ail émincé.

3. Cuire à feu doux avec le couvercle pendant 45 minutes. Remuez régulièrement pour vous assurer que rien ne colle au fond du pot.

4. Préchauffez le four à 190 C (375 F) et faites bouillir une casserole d'eau. Ajoutez les 3 cuillères à soupe de sel dans l'eau bouillante, puis ajoutez les tranches d'aubergines. Faites bouillir pendant 2-3 minutes, puis retirez-les et placez-les dans de l'eau froide (si vos tranches sont plus épaisses, vous devrez peut-être faire bouillir plus longtemps - les aubergines doivent ramollir pour pouvoir les couper assez facilement à la fourchette).

5. Ajoutez les œufs battus au mélange de viande et mélangez lentement. Mélangez le mélange de viande pendant 10 minutes supplémentaires, puis ajoutez du sel au goût. Cuire jusqu'à ce que le mélange de viande ne contienne plus beaucoup d'eau.

6. Versez la moitié du mélange de viande au fond d'un plat à lasagne de 13 sur 9 pouces ou d'un plat similaire. Éponger les tranches d'aubergine sur une serviette et garnir le mélange de tranches.

7. Ensuite, versez l'autre moitié du mélange d'œufs et de viande sur les tranches d'aubergines, et recouvrez cette couche d'œufs et de viande avec le reste des tranches d'aubergines.

8. Couvrir le plateau avec du papier aluminium et cuire au four pendant 45 à 50 minutes.

NUTRITION : Taille de portion: 1 grande tranche - Calories: 254 - Sucre: 7 g - Graisse: 15 g - Glucides: 12 g - Fibre: 4 g - Protéines: 18g.

Recette 19 : Roulés à la laitue de bœuf asiatique.

Temps de préparation: 10 min - Temps de cuisson: 35 min

DESCRIPTION :

Cette recette de wraps de laitue au bœuf haché asiatique a toute la saveur que vous voulez sans sacrifier les sacrifices. Heureusement, les roulés de laitue sont plutôt céto en général. Vous avez déjà fait le gros du travail en utilisant de la laitue au lieu d'une tortilla ou d'un roulé fourrés aux glucides. Le boeuf haché est un excellent moyen d'obtenir votre protéine, donc aucun changement. Ces wraps délicieux sont polyvalents et délicieux dans toutes les situations.

INGRÉDIENTS :

- 12 - 16 feuilles de laitue (iceberg, romaine ou laitue beurre)
- 1 lb (450 g) de boeuf haché
- 2 cuillerées à soupe (30 ml) d'huile d'avocat, à cuisiner avec
- 1/2 oignon, tranché
- 1/4 tasse (60 ml) de sauce tamari
- 1 cuillère à soupe (15 ml) de vinaigre de cidre
- 2 cuillerées à thé (10 ml) d'huile de sésame

- 2 gousses d'ail pelées et émincées

- 2 cuillères à café de (4 g) de poudre de gingembre

- 2 cuillerées à thé (9 g) de graines de sésame

INSTRUCTIONS :

1. Rincer les feuilles de laitue et assécher.

2. Faites chauffer une poêle et ajoutez l'huile d'avocat. Faire sauter les oignons et le boeuf haché à feu vif jusqu'à ce qu'ils soient dorés et cuits.

3. Ajouter la sauce tamari, le vinaigre, l'huile de sésame, l'ail et le gingembre en poudre et cuire jusqu'à ce que la sauce se soit évaporée.

4. Placez les feuilles de laitue sur des assiettes et ajoutez le mélange au milieu de chaque feuille. Saupoudrer un peu de graines de sésame.

NUTRITION : Calories: 420 - Sucre: 1g - Graisse: 34g - Glucides: 5g - Fibre: 1 g - Protéines: 20g.

Recette 20 : Tacos Mexicains

Temps de préparation: 15 min - Temps de cuisson: 15 min

DESCRIPTION : Un délicieux repas pour une soirée tacos. Préparez ces tacos mexicains à chaque fois que vous avez besoin pour pimenter votre dîner.

INGRÉDIENTS :

- 454 g de bœuf haché
- 1/2 petit oignon, coupé en dés
- 2 petites tomates coupées en dés
- 1 poivron coupé en dés
- 1 piment jalapeño, épépiné et coupé en dés (facultatif)
- 2 gousses d'ail émincées
- 1 cuillère à soupe (6 g) de poudre de cumin
- 1 cuillère à soupe (6 g) de paprika
- 1 cuillère à soupe (5 g) d'origan séché
- 1/4 cuillère à thé (0,5 g) de poudre de chili en poudre (ou au goût)
- Sel et poivre au goût
- 1/4 tasse (8 g) de coriandre hachée finement (pour la garniture)
- 3 cuillerées à soupe (45 ml) d'huile de coco pour cuisiner avec
- Feuilles de laitue pour servir avec.

INSTRUCTIONS :

1. Ajouter l'huile de coco dans une poêle et faire revenir les oignons coupés en dés pendant quelques minutes.

2. Ajoutez ensuite le bœuf haché et faites sauter jusqu'à ce que le boeuf soit bien bruni.

3. Ajoutez ensuite le reste des ingrédients et faites sauter jusqu'à ce que les tomates et les poivrons soient tendres.

4. Garnir de coriandre et servir avec des roulés de laitue ou déguster seuls.

NUTRITION: Taille de portion: 1 bol - Calories: 409 - Sucre: 2 g - Graisse: 34 g - Glucides: 5 g - Fibre: 1 g - Protéines: 20 g.

Recette 21 : Bœuf haché épicé à la sauge et haricots verts.

Temps de préparation: 10 min - Temps de cuisson: 35 min

DESCRIPTION: Ce pain de viande Keto au parmesan farci au poulet est un aliment riche, au fromage et ceto, qui deviendra sûrement le nouveau favori de tous. Lasagne et poulet en un!

INGRÉDIENTS :

- 2 cuillères à soupe d'huile d'avocat ou de graisse de choix
- 1 oignon haché
- 1 piment serrano, émincé
- 1 cuillère à café d'ail émincé
- 2 cuillères à soupe de sauge hachée
- Bœuf haché de 1 livre
- 2 cuillères à café de sel, ajuster au goût
- 1/2 cuillère à café de poivre noir
- Haricots verts

INSTRUCTIONS :

1. Ajouter l'huile d'avocat, l'oignon et le poivre Serano dans un four à feu moyen et faire cuire pendant 5 minutes.

2. Ensuite, ajoutez l'ail et la sauge et faites sauter pendant 2 minutes.

3. Ajouter le bœuf haché, le sel, le poivre noir et cuire jusqu'à ce que la viande soit presque dorée.

4. Ajoutez ensuite les haricots verts, mélangez bien et couvrez avec un couvercle. Réduire le feu à doux et cuire de 7 à 10 minutes ou jusqu'à ce que les haricots verts soient tendres.

NUTRITION : Taille de portion: 1 tranche - Calories: 272 - Graisse: 17g - Glucides: 4g- Protéines: 28g.

Recette 22 : Pain de viande au poulet farci au parmesan

Temps de préparation: 40 min - Temps de cuisson: 60 min

INGRÉDIENTS

Pour le pain de viande

- 900g de poulet haché

- 1 tasse de sauce Marinara aux trois fromages et à l'ail.

- 4 gousses d'ail émincées

- 2 cuillères à soupe de persil plat italien frais haché.

- 2 cuillerées à thé d'assaisonnement à l'italienne

- 2 cuillères à café de poudre d'oignon

- 1 1/2 cuillère à café de sel de mer

- 1/2 cuillère à café de poivre noir

POUR LE REMPLISSAGE ET LA GARNITURE :

- 1/2 tasse de fromage ricotta entier

- 1 tasse de fromage mozzarella râpé,

- 1 tasse de parmesan râpé,

- 2 cuillères à soupe de persil plat italien, haché

- 2 cuillères à café de ciboulette fraîche hachée

- 1 gousse d'ail émincée

- 1/2 cuillère à café de sel de mer

INSTRUCTIONS:

1. Préchauffer le four à 200°C

2. Dans un grand bol, mélanger le poulet haché, 1/4 tasse de sauce marinara, l'ail, le persil, l'assaisonnement à l'italienne, la poudre d'oignon, le sel marin et le poivre noir. Divisez le mélange en 2 portions égales.

3. Dans un autre bol, mélanger le fromage ricotta, 1/2 tasse de fromage mozzarella, 1/2 tasse de fromage Parmesan, le persil, la ciboulette, l'ail et le sel marin. Mélanger jusqu'à ce que tous les ingrédients soient combinés.

4. Mettez la moitié du mélange de viande au fond d'un moule à pain. Appuyez uniformément dans la casserole pour atteindre les coins.

5. Faites un sillon au centre de la viande. Couche le fromage remplissant le centre.

6. Recouvrez de la deuxième moitié du mélange de viande, étalez-la uniformément dans la casserole et enfoncez-la dans la couche inférieure. Cuire au four pendant 20 minutes.

7. Retirer le pain de viande du four et garnir avec 1/4 de tasse de sauce marinara et le reste du fromage mozzarella et parmesan.

8. Remettre au four et cuire encore 20 minutes.

9. Après avoir tranché le pain de viande, garnir chaque tranche du reste de la sauce marinara.

Recette 23 : Pâtes Keto aux boulettes de viande

Temps de préparation: 15 min - Temps de cuisson: 45 min

DESCRIPTION : Cette cuisson de pâtes aux boulettes de viande Keto peut nécessiter un peu de préparation, mais les résultats en valent la peine.

INGRÉDIENTS

Pour les boulettes de viande :

- 900 g de bœuf haché

- 32 g de feuilles de basilic frais

- 32 g de persil frais

- 1 œuf moyen

- Sel et poivre, au goût.

- 60 ml d'huile d'avocat

Pour les pâtes :

- 2 courgettes, spiralées ou déchiquetées ou pelées en longues mèches ressemblant à des nouilles

- Extra feuilles de basilic, pour la garniture

Pour le reste :

- 170g de tranches de pepperoni ou de salami, coupées en dés

- 1 boîte de conserve (400 g) de tomates en dés

- 1 oignon moyen, coupé en dés

- 1/2 boîte de 400g de sauce tomate

- 3 gousses d'ail, coupées en dés ou hachées finement

- Sel et poivre , au goût

INSTRUCTIONS :

1. Préchauffer le four à 175 ° C.

2. Mélangez les ingrédients des boulettes de viande et formez de petites boules. Faites dorer les boulettes de viande dans une poêle avec l'huile d'avocat.

3. Mélanger les ingrédients dans un bol.

4. Placez les boulettes de viande dans un plat allant au four et versez la sauce au four.

5. Cuire au four pendant 30 minutes.

6. Puis incorporer délicatement les nouilles aux courgettes, laisser reposer pendant 5 minutes et servir.

NUTRITION : Portions: 6 - Taille de portion: 1 tranche - Calories: 394 - Graisse: 29g - Glucides: 2g - Protéines: 31g - Fibres : 1g.

DESCRIPTION:

Les hamburgers sont tout sauf un plat thaï. Quand on pense à la cuisine thaïlandaise, il s'agit généralement de riz et de currys, pas du bon vieux classique américain. Appeler quelque chose de thaï ou n'importe quelle cuisine culturelle ne concerne pas tant la préparation ou le style que les saveurs que le repas transmet. Ce burger thaï frais va changer votre repas à jamais.

INGRÉDIENTS :

- 675 g de bœuf haché

- 1 oignon moyen, pelé et coupé en dés

- 1/4 tasse de feuilles de basilic frais, hachées

- 2 œufs battus

- 2 cuillères à thé (10 ml) de sauce piquante ou 1 petit piment rouge coupé en dés (facultatif)

- 2 cuillerées à thé de gingembre frais, haché finement ou en dés

- 4 cuillerées à soupe (60 ml) d'huile de coco , divisées, pour cuisiner avec

- Sel et poivre , au goût

INSTRUCTIONS :

1. Dans un bol moyen, mélanger le bœuf haché, l'oignon, le basilic, les œufs, la sauce piquante ou le piment chili facultatif et le gingembre. Assaisonnez avec du sel et du poivre.

2. Former le mélange de boeuf en 8 galettes de hamburger.

3. Dans une grande poêle, faites fondre 4 c. À table (60 ml) d'huile de noix de coco. Faites cuire les galettes de burger par lots jusqu'à ce qu'ils soient bien cuits, environ 3 à 5 minutes de chaque côté. Vérifiez avec un thermomètre à viande que la température interne des hamburgers a atteint 75 C.

4. Assaisonner avec du sel et du poivre et, si désiré, garnir d'un œuf au plat.

NUTRITION : Calories: 609 - Sucre: 1 g - Graisse: 52 g - Glucides: 3 g - Fibre: 1 g - Protéines: 32 g.

DESCRIPTION :

Le bœuf Stroganoff est un plat prisé par les riches familles russes. Au XIXe siècle, la classe supérieure russe avait une affinité pour tout ce qui était français. En fait, les enfants russes riches étaient généralement bilingues, parlant à la fois leur russe natal et un français glamour. Beaucoup de ces familles avaient une résidence secondaire à Paris et y travaillaient avec des femmes de chambre et des chefs français. Le bœuf Stroganoff est une fusion de la technique française et des plats réconfortants russes.

INGRÉDIENTS :

- 2 cuillères à soupe (30 ml) de ghee

- 1/2 oignon, coupé en dés

- 450 g de bœuf haché

- 10 champignons coupés en dés

- Gousses d'ail pelées et coupées en dés

- 1/2 tasse (120 ml) de crème de noix de coco

- 1/4 tasse (60 ml) de yogourt à la noix de coco (facultatif)

- Courgettes, faites-en nouilles

- Sel et poivre , au goût

INSTRUCTIONS :

1. Ajoutez le ghee dans une casserole, faites sauter l'oignon et faites dorer le boeuf haché.

2. Ajoutez ensuite les champignons et l'ail et faites sauter pendant 2-3 minutes de plus.

3. Ajouter la crème de noix de coco et laisser mijoter 10 minutes.

4. Assaisonnez avec du sel et du poivre selon votre goût.

5. Retirer du feu, ajouter les nouilles aux courgettes et incorporer le yogourt à la noix de coco facultatif.

NUTRITION :

Calories: 439 - Sucre: 3 g - Graisse: 37 g - Glucides: 6 g - Fibre: 1 g - Protéines: 20 g.

DESCRIPTION : Les hamburgers AIP avec des salades et un sauté de légumes pour un repas complet. Ou faites griller des asperges et des champignons en accompagnement rapide. Assaisonnez avec du sel de mer quand vous mangez.

INGRÉDIENTS :

Pour 2 hamburgers :

- 450 g de bœuf haché
- Cuillères à soupe d'assaisonnement à l'italienne (6g)
- Cuillères à soupe d'ail en poudre (20 g)
- Cuillère à soupe de poudre d'oignon (7 g)

INSTRUCTIONS :

1. Mélangez bien tous les ingrédients et formez des galettes de burger à partir du mélange.
2. Faire griller ou cuire dans de l'huile de coco jusqu'à ce que la cuisson soit à votre goût.

NUTRITION : Calories: 640 - Sucre: 3 g - Graisse: 48 g - Glucides: 9 g - Fibre: 1 g -Protéines: 39 g.

Recette 27 : Boulettes de viande asiatiques

Temps de préparation: 20 min - Temps de cuisson: 25 min

DESCRIPTION : Il est facile de faire de délicieuses boulettes de viande pour vos dîners cétogènes. Et cette recette de boulettes de viande asiatiques céto vous fournira une tonne de saveurs délicieuses.

INGRÉDIENTS :

Pour les boulettes de viande :

- 450 g de bœuf haché

- Cuillère à soupe (6 g) de gingembre frais, râpé

- Cuillère à soupe (6 g) d'oignons verts

- Gousses d'ail, hachées finement ou en petits dés

- Cuillère à soupe (15 ml) de sauce tamari ou d'aminos à la noix de coco

- Cuillère à café (5 ml) d'huile de sésame (facultatif)

- Œuf

Pour les épinards :

- Sac d'épinards (environ 125 g)

- Cuillères à soupe (5 g) de basilic, haché

- Cuillère à soupe (6 g) de gingembre frais, râpé

- Gousses d'ail, hachées finement ou en petits dés

- Sauce tamari ou noix de coco aminos au goût

- Cuillère à soupe (15 ml) d'huile d'avocat pour cuisiner avec

Pour la trempette:

- 3 cuillères à soupe (45 ml) de sauce tamari ou d'aminos à la noix de coco

- 3 gousses d'ail, hachées finement ou en petits dés

- Cuillère à soupe (6 g) d'oignons verts

- Cuillère à café de vinaigre

- Cuillère à café d'huile de sésame (facultatif)

INSTRUCTIONS :

1. Préchauffer le four à 200 °C.

2. Dans un bol, mélanger tous les ingrédients des boulettes de viande. Former le mélange en 10 à 12 boulettes de viande. Placer sur une plaque à pâtisserie et cuire au four de 18 à 22 minutes jusqu'à ce qu'il soit bien cuit. Pendant la cuisson des boulettes de viande, faites sauter la sauce et les sautés d'épinards.

3. Pour faire la sauce à trempette, ajoutez tous les ingrédients de la sauce à trempette dans un petit bol.

4. Pour faire le côté épinards, faire sauter les épinards dans l'huile d'avocat. Ajoutez le basilic, le gingembre, l'ail et la sauce tamari.

5. Servir les boulettes de viande avec les épinards et la sauce.

NUTRITION : Calories: 620 - Sucre: 2 g - Graisse: 43 g - Glucides: 11 g – Fibre : 2 g - Protéines: 52 g.

DESCRIPTION : Recette de soupe asiatique aux boulettes de viande de poulet Keto. Ce délice asiatique cétonique vous réchauffe pendant les jours d'un hiver froid. Le gingembre piquant dans les boulettes de viande et le bouillon rendent ce dîner spécial.

INGRÉDIENTS :

Pour les boulettes de poulet:

- 270 g de poulet haché.

- Cuillère à soupe de ciboulette (3g), hachée finement

- Cuillère à soupe de gingembre frais (5 g), hachée finement

- Sel et poivre , au goût

- Cuillères à soupe d'huile d'avocat (30 ml), pour cuire des boulettes de viande avec

Pour le bouillon:

- 2,5 tasses de bouillon de poulet (600 ml)

- 2 étoiles d'anis

- Cuillère à café de sauce de poisson (5 ml)

- Oignons (10 g), tranchés

- 5 tranches de gingembre frais (5 g)

INSTRUCTIONS :

1. Mélanger le poulet haché avec la ciboulette et le gingembre et assaisonner le mélange avec du sel et du poivre. Former des petites boulettes et les placer au réfrigérateur pendant la préparation du bouillon parfumé.

2. Verser le bouillon de poulet dans une casserole et ajouter l'anis étoilé, la sauce de poisson et les tranches de gingembre.

3. Porter à ébullition, puis réduire à feu doux pendant 10-15 minutes.

4. Faites chauffer l'huile d'olive dans une casserole et faites cuire les boulettes de poulet jusqu'à ce qu'elles soient dorées et suffisamment cuit à l'intérieur.

5. Goûtez le bouillon pour le goût et ajustez-le en conséquence avec un mijotage supplémentaire (pour concentrer le goût) ou en ajoutant plus de sauce de poisson. Filtrer et diviser entre deux bols. Ajouter les boulettes de viande cuites dans les bols de bouillon et les répartir sur les oignons verts.

NUTRITION : Calories : 77 - Sucre: 0 g - Graisse: 26 g - Glucides: 0 g - Fibre: 0 g - Protéines: 23 g.

Recette 29 : Pizza roulée

Temps de préparation: 10 min - Temps de cuisson: 25 min

DESCRIPTION : Pour rendre la pizza cétogène, il suffit de remplacer la pâte par un ingrédient keto. Dans cette recette de pizza roulée, la pâte est remplacée par de la mozzarella !

INGRÉDIENTS:

- 125 g mozzarella
- 30 g poivron
- 10 g oignon
- Tomate
- Tranches de la dinde
- 65 ml sauce tomate
- c. à café épices pour pizza
- Pincée sel et poivre

INSTRUCTIONS:

1. Préchauffez votre four à 220°.
2. Coupez la mozzarella en petits morceaux et placez-les sur une plaque allant au four.
3. Parsemez d'épices à pizza et enfournez 15 minutes.
4. Coupez la dinde, les poivrons, l'oignon et la tomate en petits morceaux.

5. Retirez la mozzarella du four et ajoutez les morceaux de la dinde, de poivrons, d'oignon et de tomate. Puis ajoutez la sauce tomate en dernier.

6. Repassez au four 10 minutes.

7. Sortez la pizza du four et attendez qu'elle soit tiède. Puis coupez-là en six tranches que vous allez rouler délicatement.

NUTRITION : Calories: 99 - Graisse: 6 g - Glucides: 2,4 g - Fibre: 0 g - Protéines: 7g.

Recette 30 : Soupe au saumon

Temps de préparation: 15 min - Temps de cuisson: 20 min

DESCRIPTION :

Une soupe keto, ce n'est pas toujours facile à réaliser. Car les légumes d'hiver sont souvent trop riches en glucides. Il y a une exception : le poireau. Et quand on sait à quel point il se marie bien avec le saumon et la crème fraîche, on aurait tort de s'en priver.

INGRÉDIENTS :

- 4 poireaux

- 200 g saumon

- 2 c. À soupe huile d'olive

- Cube bouillon de légumes bio

- 150 cl crème fraîche épaisse

- C. À soupe beurre

- Oignon

- Verre eau

- C. À café aneth

- Pincée sel et poivre

INSTRUCTIONS :

1. Retirez les extrémités des poireaux puis coupez-les en deux dans le sens de la longueur, passez-les sous l'eau pour les laver puis coupez-les en dés.

2. Hâchez finement l'oignon.

3. Dans une marmite, faites revenir l'huile d'olive et l'oignon à feu moyen. Ajoutez les poireaux et faites cuire 5 minutes en remuant régulièrement.

4. Ajoutez l'aneth, le bouillon de légumes, le beurre, le sel, le poivre et un grand verre d'eau. Faites mijoter pendant 15 minutes.

5. Ajoutez la crème fraîche et le saumon coupé en morceaux et faites mijoter à nouveau en mélangeant régulièrement.

6. Servir bien chaud dans des bols.

NUTRITION : Calories: 491 kcal - Sucre: 0g - Graisse: 38,7 g - Glucides: 7,2 g - Fibre: 0 g(Protéines: 23,3 g.

Conclusion

Un régime cétogène sain devrait comprendre environ 75% de matières grasses, 20% de protéines et seulement 5% ou moins de 50 grammes de glucides par jour.

Mettez l'accent sur les aliments riches en graisses et faibles en glucides tels que les œufs, la viande, certains produits laitiers et certains légumes faibles en glucides, ainsi que sur les boissons sans sucre de ce régime cétogène. Assurez-vous de réduire le nombre d'aliments transformés prêts à l'emploi et de graisses malsaines.

La popularité du régime cétogène a rendu plus facile que jamais la recherche en ligne d'un large éventail d'idées intéressantes et saines pour les repas cétogènes. Il existe de nombreuses recettes cétogènes et repas à faible teneur en glucides que vous pouvez intégrer à ce plan de régime cétogène.

Avec ce guide pour vous lancer dans un régime cétogène, vous pouvez être préparé au succès et faire de la transition à un régime riche en graisses et en glucides un jeu d'enfant.

Références :

- ✓ Https://www.ncbi.nlm.nih.gov/pubmed/25402637
- ✓ Https://www.ncbi.nlm.nih.gov/pubmed/22327146
- ✓ Https://www.ncbi.nlm.nih.gov/pubmed/23801097
- ✓ Https://tinyurl.com/yy83rvgf
- ✓ Https://www.clinmedjournals.org/articles/ijsem/international-journal-ofsports-and-exercise-medicine-ijsem-3-054.php
- ✓ Https://www.ncbi.nlm.nih.gov/pmc/articles/PMC2716748/
- ✓ Https://www.degruyter.com/view/j/jpem.2012.25.issue-7-8/jpem-2012-0131/jpem-2012-0131.xml
- ✓ Https://www.ncbi.nlm.nih.gov/pubmed/2312356
- ✓ Https://www.ncbi.nlm.nih.gov/pubmed/2181312
- ✓ Https://www.ncbi.nlm.nih.gov/pmc/articles/PMC2633336/
- ✓ Https://www.ncbi.nlm.nih.gov/pubmed/26892521
- ✓ Https://www.ncbi.nlm.nih.gov/pubmed/26892521
- ✓ Https://www.ncbi.nlm.nih.gov/pubmed/7000826
- ✓ Https://www.ncbi.nlm.nih.gov/pubmed/19373224
- ✓ Https://www.ncbi.nlm.nih.gov/pubmed/23522836
- ✓ Https://www.ncbi.nlm.nih.gov/pubmed/25689563
- ✓ Https://www.ncbi.nlm.nih.gov/pubmed/8696422
- ✓ Https://www.ncbi.nlm.nih.gov/pubmed/7072620
- ✓ Https://www.ncbi.nlm.nih.gov/pubmed/25636220
- ✓ Https://www.ncbi.nlm.nih.gov/pmc/articles/PMC3309636
- ✓ Https://www.ncbi.nlm.nih.gov/pubmed/23836895 20
- ✓ Https://www.ncbi.nlm.nih.gov/pubmed/20927337
- ✓ Http://www.meandmydiabetes.com/2014/11/17/eric-westman-md-carb-health-microbiome/

- ✓ Https://www.sciencedirect.com/science/article/pii/s175646461200139https://www.ncbi.nlm.nih.gov/pubmed/24299712
- ✓ Https://www.ncbi.nlm.nih.gov/pmc/articles/PMC3046611/
- ✓ Https://www.ncbi.nlm.nih.gov/pmc/articles/PMC3604145/
- ✓ Https://www.ncbi.nlm.nih.gov/pubmed/24622804
- ✓ Https://www.ncbi.nlm.nih.gov/pubmed/22998754
- ✓ Https://www.ncbi.nlm.nih.gov/pmc/articles/PMC3466912/
- ✓ Https://www.ncbi.nlm.nih.gov/pmc/articles/PMC3488374/
- ✓ Https://www.ncbi.nlm.nih.gov/pubmed/8974125
- ✓ Https://www.ncbi.nlm.nih.gov/pubmed/8974125
- ✓ Https://www.ncbi.nlm.nih.gov/pubmed/18319637
- ✓ Https://www.ncbi.nlm.nih.gov/pubmed/19465192
- ✓ Https://www.ncbi.nlm.nih.gov/pubmed/23949208
- ✓ Références scientifiques :
- ✓ https://www.ncbi.nlm.nih.gov/pubmed/23719144